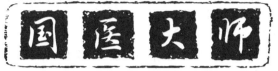

国医大师

专科专病用方经验（第1辑）

——气血津液与头身肢体病分册

主　编　宁泽璞　蔡铁如

副主编　易钊旭　陈　娟

U0346509

全国百佳图书出版单位

中国中医药出版社

·北 京·

图书在版编目（CIP）数据

国医大师专科专病用方经验 . 第 1 辑 . 气血津液与头身肢体
病分册 / 宁泽璞，蔡铁如主编 . —北京：中国中医药出版社，
2015.10（2023.9 重印）
ISBN 978 – 7 – 5132 – 2485 – 7

Ⅰ . ①国… Ⅱ . ①宁… ②蔡… Ⅲ . ①验方—汇编
Ⅳ . ① R289.5

中国版本图书馆 CIP 数据核字（2015）第 099854 号

中国中医药出版社出版

北京经济技术开发区科创十三街 31 号院二区 8 号楼
邮政编码　100176
传真　010-64405721
廊坊市祥丰印刷有限公司印刷
各地新华书店经销

开本 880×1230　1/32　印张 10.75　字数 247 千字
2015 年 10 月第 1 版　2023 年 9 月第 2 次印刷
书号　ISBN 978 – 7 – 5132 – 2485 – 7

定价　48.00 元
网址　www.cptcm.com

服务热线　010-64405510
购书热线　010-89535836
维权打假　010-64405753

微信服务号　zgzyycbs
微商城网址　https://kdt.im/LIdUGr
官方微博　http://e.weibo.com/cptcm
天猫旗舰店网址　https://zgzyycbs.tmall.com

如有印装质量问题请与本社出版部联系（010-64405510）

国医大师

专科专病用方经验

九九叟朱良春题

乙未春

国医大师朱良春教授题

辑名家经验
传大师精兼

为《国医大师专科专病
用方经验》出版题

刘祖贻
乙未年七月

国医大师刘祖贻研究员题

首届国医大师基本情况

（按姓氏笔画排名）

1. 王玉川，男，汉族，1923年9月出生，北京中医药大学主任医师、教授，1943年3月起从事中医临床工作，为"首都国医名师"。

2. 王绵之，男，汉族，1923年10月出生，北京中医药大学主任医师、教授，1942年1月起从事中医临床工作，为全国老中医药专家学术经验继承工作指导老师、"首都国医名师"，国家级非物质文化遗产传统医药项目代表性传承人。

3. 方和谦，男，汉族，1923年12月出生，首都医科大学附属北京朝阳医院主任医师、教授，1948年8月起从事中医临床工作，全国老中医药专家学术经验继承工作指导老师、"首都国医名师"。

4. 邓铁涛，男，汉族，1916年11月出生，广州中医药大学主任医师、教授，1938年9月起从事中医临床工作，为全国老中医药专家学术经验继承工作指导老师、广东省名老中医，国家级非物质文化遗产传统医药项目代表性传承人。

5. 朱良春，男，汉族，1917年8月出生，南通市中医院主任医师、教授，1939年1月起从事中医临床工作，为全国老中医药专家学术经验继承工作指导老师、江苏省名中医。

6. 任继学，男，汉族，1926年1月出生，长春中医药大学附属医院主任医师，1945年4月起从事中医临床工作，为全国老中医药专家学术经验继承工作指导老师、吉林省名老中医。

7. 苏荣扎布，男，蒙古族，1929年12月出生，内蒙古医学院主任医师、教授，1949年5月起从事蒙医临床工作，全国老中医药专家学术经验继承工作指导老师、自治区名蒙医。

8. 李玉奇，男，汉族，1917年8月出生，辽宁中医药大学附属医院主任医师，1939年3月起从事中医临床工作，为全国老中医药专家学术经验继承工作指导老师。

9. 李济仁，男，汉族，1931年1月出生，皖南医学院附属弋矶山医院主任医师、教授，1948年11月起从事中医临床工作，为全国老中医药专家学术经验继承工作指导老师、安徽省名老中医。

10. 李振华，男，汉族，1924年11月出生，河南中医学院主任医师、教授，1943年3月起从事中医临床工作，为全国老中医药专家学术经验继承工作指导老师。

11. 李辅仁，男，汉族，1919年6月出生，卫生部北京医院主任医师，1941年起从事中医临床工作，为全国老中医药专家学术经验继承工作指导老师、"首都国医名师"。

12. 吴咸中，男，满族，1925年8月出生，天津医科大学、天津市南开医院主任医师、教授，中国工程院院士，1951年起即用中医药治疗常见病症，全国老中医药专家学术经验继承工作指导老师。

13. 何任，男，汉族，1921年1月出生，浙江中医药大学主任医师、教授，1941年1月起从事中医临床工作，为全国老中医药专家学术经验继承工作指导老师、浙江省名中医。

14. 张琪，男，汉族，1922年12月出生，黑龙江省中医研究院主任医师，1942年1月起从事中医临床工作，为全国老中医药专家学术经验继承工作指导老师、黑龙江省名老中医。

15. 张灿玾，男，汉族，1928年7月出生，山东中医药大学主任医师、教授，1949年1月起从事中医临床工作，为山东省名中医药专家。

16. 张学文，男，汉族，1935年10月出生，陕西中医学院主任医师、教授，1953年5月起从事中医临床工作，为全国老中医药专家学术经验继承工作指导老师。

17. 张镜人，男，汉族，1923年6月出生，上海市第一人民医院主任医师、教授，1942年6月起从事中医临床工作，全国老中医药专家学术经验继承工作指导老师、上海市名中医。

18. 陆广莘，男，汉族，1927年1月出生，中国中医科学院主任医师，1948年10月起从事中医临床工作，为全国老中医药专家学术经验继承工作指导老师。

19. 周仲瑛，男，汉族，1928年6月出生，南京中医药大学主任医师、教授，1948年1月起从事中医临床工作，为全国老中医药专家学术经验继承工作指导老师，国家级非物质文化遗产传统医药项目代表性传承人、江苏省名中医。

20. 贺普仁，男，汉族，1926年5月出生，首都医科大学附属北京中医医院主任医师、教授，1948年起从事中医临床工作，全国老中医药专家学术经验继承工作指导老师、"首都国医名师"，国家级非物质文化遗产传统医药项目代表性传承人。

21. 班秀文，男，壮族，1920年1月出生，广西中医学院主任医师、教授，1940年9月起从事中医临床工作，为全国老中医药专家学术经验继承工作指导老师。

22. 徐景藩，男，汉族，1928年1月出生，江苏省中医院主任医师、教授，1946年6月起从事中医临床工作，为全国老中医药专家学术经验继承工作指导老师、江苏省名中医。

23. 郭子光，男，汉族，1932年12月出生，成都中医药大学主任医师、教授，1951年4月起从事中医临床工作，为全国老中医药专家学术经验继承工作指导老师。

24. 唐由之，男，汉族，1926年7月出生，中国中医科学院主任医师、研究员，1946年起从事中医临床工作，为全国老中医药专家学术经验继承工作指导老师、"首都国医名师"。

25. 程莘农，男，汉族，1921年8月出生，中国中医科学院主任医师、教授，中国工程院院士，1939年2月起从事中医临床工作，为全国老中医药专家学术经验继承工作指导老师、"首都国医名师"。

26. 强巴赤列，男，藏族，1929出生，西藏自治区藏医院主任医师，1947年起从事藏医临床工作，为全国老中医药专家学术经验继承工作指导老师、自治区名藏医。

27. 裘沛然，男，汉族，1913年1月出生，上海中医药大学主任医师、教授，1934年9月起从事中医临床工作，为全国老中医药专家学术经验继承工作指导老师、上海市名中医。

28. 路志正，男，汉族，1920年12月出生，中国中医科学院主任医师，1939年2月起从事中医临床工作，为全国老中医药专家学术经验继承工作指导老师、"首都国医名师"，国家级非物质文化遗产传统医药项目代表性传承人。

29. 颜正华，男，汉族，1920年2月，北京中医药大学主任医师、教授，1940年7月起从事中医临床工作，为全国老中医药专家学术经验继承工作指导老师、"首都国医名师"，国家级非物质文化遗产传统医药项目代表性传承人。

30. 颜德馨，男，汉族，1920年11月出生，同济大学附属第十人民医院主任医师，1939年8月起从事中医临床工作，为全国老中医药专家学术经验继承工作指导老师、上海市名中医，国家级非物质文化遗产传统医药项目代表性传承人。

（资料摘自国家中医药管理局政府网站）

前　言

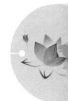

　　名老中医是中医药事业特有的智能资源，是维系中医药传承发展的中坚力量，而国医大师是名老中医的优秀代表。他们医德高尚、学术造诣精湛、实践经验丰富，代表着当代中医学术和临床发展的最高水平，是中医药学术的集中体现，是中医学发展的重要推动力。他们的学术思想、临证经验及诊疗技术是他们研读经典、博采诸家、长期临证而摸索总结出来的，是他们心血和智慧的结晶，是中医药学术的核心点和最具价值部分。正是因为有了一位位一代代名老中医药专家的学术思想和经验，才汇聚成了丰富多彩、博大精深的中医药学术宝库，才使得中医药学术之树永葆长青！中医药文化之花灿烂开放！中医药智慧之果普惠民众！中医药事业之舟破浪前行！

　　在浩如烟海的名老中医学术思想与临证经验之中，对其用方经验进行挖掘无疑是颇具临床实用价值的。"方从法立，以法统方"，名医经验用方既是其临床经验的结晶，更体现了其理、法、方、药相一致的学术思想与思维方法。因此，系统地整理研究国医大师的专科专病用方经验，将其汇编成册，公之于众，既是中医药学术传承的需要，也是广大中医药专业技术人员翘首以盼的盛事。而且经文献检索，目前对国医大师学术思想和临床经验的诸多研究中尚无系统整理国医大师们的专病专方之作。在王利广编辑的策划下，我们组织湖南省中医药研究院等单位一批中青年专家，历时两年余，系统地收集了反映首批国医大师学术思想及临证经验的学术著作、专业文章、硕博论文、专业报纸等，以中医病证为纲，以国医大师为目，进行分类整理研究，在全体编写人员的努力下，撰成《国医大师专科专病用方经验（第1辑）——心脑病分册》《国医大师专科专病用方经验—（第1辑）—肺系病分册》《国医大师专科专病用方经验（第1辑）——脾胃肝胆病分册》《国医大师专科专病用方经验（第1辑）——肾系病分册》《国医大师专科专病用方经验（第1辑）——气血津液与头身肢体病分册》系列书稿。在同一病证下，将各位国医大师（以姓氏笔画为序）独具特色的经验用方的组成、功效、主治、用法及其用药经验进行集中展示，便于读者在极短的时间内能领略国医大师们独具匠心的临证思辨方法和遣方用药技巧，去揣摩国医大师们独特的学术思想和丰富的临床经验，这是本书不同于同类著作之处和其显著特色所在。

在本书即将付梓之际，谨对书中所有引用资料的原作者、编辑者、出版者致以深深的、诚挚的谢意！向为本书出版付出辛勤劳动的所有同仁表示衷心的感谢！特别感谢国医大师朱良春教授和国医大师刘祖贻研究员为本书出版题词！由于我们的学识水平有限，加之时间较匆促，书中错误、遗漏在所难免，敬请广大读者提出宝贵意见，以便再版时修订提高！

宁泽璞　蔡铁如

甲午年深秋于岳麓山下

编写说明

气血津液是脏腑功能活动的物质基础，其属于五脏六腑，又是脏腑功能活动的产物，其生成以及运行等新陈代谢过程，都必须依赖于脏腑的功能活动。许多疾病的病因病机都与气、血、津、液密切相关。按照近年的中医内科专著，如郁证、血证、汗证、消渴、瘿病、虚劳、内伤发热都归入气血津液病证。头身肢体病证是由于外感或内伤等因素，导致机体病变，出现肢体经络相关症状，甚或肢体功能障碍、结构失常的一类疾病。气血津液病证与头身肢体病证的发病原因都十分复杂，至今许多疾病的发病机制尚不十分清楚。现代医学亦缺乏满意的治疗方法。中医学历经几千年传承发展，在气血津液病证与头身肢体病证的病因病机、辨证论治等方面均积淀了丰富的理论基础与实践经验，从近年来的科技文献检索发现，中医药治疗在提高临床疗效、减少药物毒副作用、改善患者生活质量等指标方面与现代医学相比，均有着一定的优势。

中医古籍文献里，与气血津液病证相关的主要中医病证有郁证、血证、汗证、消渴、瘿病、虚劳、内伤发热等，与头身肢体病证相关的主要中医病证有头痛、腰痛、痹证、痿证、痉证、颤证等。对于这些病证的病因病机、治法等在《黄帝内经》《金匮要略》等经典著作中均有记载。许多重要治法、方剂至今仍为临床所常用。国医大师们勤求博采，传承创新，在这方面积累了丰富的临床经验，创制了很多卓有疗效的经验方。本书收录新中国成立后第一批国医大师在治疗郁证、血证、汗证、消渴、瘿病、虚劳、内伤发热等气血津液病证和头痛、腰痛、痹证、痿证、痉证、颤证等头身肢体病证的大量临床实践经验方，并将各位国医大师（以姓氏笔画为序）各具特色的经验用方的组成、功效、主治、用法及其用药经验进行了收集和整理归纳，系统展示了国医大师们在治疗气血津液与头身肢体病证方面独具匠心的遣方用药经验，同时反映了国医大师们丰富的学术思想和独特的学术特色。值得说明的是，由于国医大师们所处地域、临床主攻病证等不同，在具体资料的取舍上编者有所选择和偏重；有的病证由于资料较少，对国医大师治疗的个案处方也会相机选取，无具体方名者会直接以国医大师"经验方"命名。全书始终以能真实反映国医大师们的学术思想和临床经验作为资料选取的基本原则。

希望本书能够为广大中医临床医师、科研人员、中医药院校师生及中医爱好者提供帮助。由于编者水平有限，时间仓促，书中难免挂一漏万。在此谨对本书中所有引用资料的作者、编者致以衷心的谢意！

本书编委会
2015 年 6 月

contents 目 录

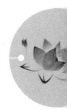

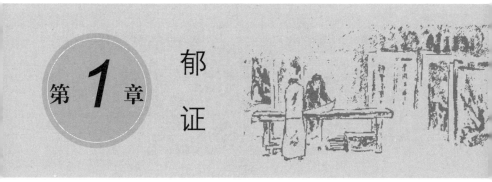

第1章 郁证

  郁证是以心情抑郁、情绪不宁、胸部满闷、胁肋胀痛，或易怒易哭，或咽中如有异物梗塞等症为主要临床表现的病证。本病多因情志所伤，而致肝失疏泄、脾失健运、心失所养，脏腑阴阳气血失调。其治当以理气开郁、调畅气机、怡情易性为法。实证，首应理气开郁，并据其是否兼有血瘀、痰结、湿滞、食积等而分别采用活血、降火、祛痰、化湿、消食等法。虚证则应据其所亏不同而补之，或养心安神，或补益心脾，或滋养肝肾。对于虚实夹杂者，则又当视虚实的偏重而兼顾。凡现代医学神经衰弱、癔病、焦虑症、更年期综合征及反应性精神病等出现郁证的临床表现时可参照本章内容辨证论治。

  本章收录了方和谦、邓铁涛、李振华、李辅仁、何任、张琪、张灿玾、路志正、颜德馨等国医大师治疗本病的验方20首。方和谦自拟和肝汤合酸枣仁汤治疗早期更年期抑郁症疗效佳；邓铁涛治疗脏躁常从心脾论治；李振华善用疏肝健脾之法，从气郁和痰阻论治；李辅仁善用经验方辨证治疗老年抑郁症；何任善用经典方化裁治疗

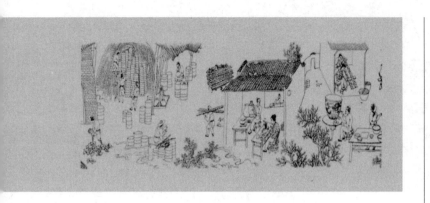

郁证之梅核气、脏躁;张琪则注重标本兼治,既重疏肝清热、行气活血,又兼养血柔肝、益气安神;张灿玾多从肝郁脾虚辨治;路志正治本病重在疏肝解郁,理气化痰,清热利湿;颜德馨多从气郁血瘀辨治。

方和谦：和肝汤合酸枣仁汤

【组成】党参9g，茯苓9g，炒白术9g，炒白芍9g，当归9g，薄荷5g（后下），柴胡9g，香附9g，紫苏梗9g，炙甘草6g，大枣4枚，酸枣仁10g，知母6g，川芎6g。

【功效】疏肝解郁，健脾和营，养心安神。

【主治】郁证，证属肝郁血虚者。临床多见于更年期抑郁症。症见精神抑郁，情绪不宁，胸部满闷，胁肋胀痛，失眠，健忘，大便不调，舌苔薄腻，脉弦细。

【用法】水煎服，每日1剂，分早晚2次服。

【经验】方老的和肝汤是在逍遥散的基础上加入党参、香附、紫苏梗、大枣4味中药而成，既保留了逍遥散疏肝解郁、健脾和营之性，又加重了益气健脾、疏达理气之功，使其和中有补、补而不滞。方老认为早期更年期抑郁症的病位在心、肝、肾，多由肝郁血虚或肝郁阴虚所致，但由于肝与脾胃的特殊关系，本病也经常涉及脾胃。因此，在治疗本病时常以养血疏肝为基本大法。本方是以和肝汤配合酸枣仁汤加减而成，和肝汤为柔补通调之剂，既养血解郁，又可和调气血、养心安神，而张仲景名方酸枣仁汤已为现代实验研究证明，不仅具有镇静催眠作用，并具有抗焦虑效应。〔高剑虹.方和谦治疗早期更年期抑郁症经验［J］.中医杂志，2012，53（15）：1277-1278〕

邓铁涛：甘麦大枣汤

【**组成**】甘草 10g，大枣 5g，面粉 1 汤匙（冲熟服）。

【**功效**】养心安神，甘缓和中。

【**主治**】脏躁。临床多见于抑郁症。症见精神恍惚，心神不宁，多疑易惊，悲忧善哭，舌质淡，脉弦。

【**用法**】水煎服，每日 1 剂，分早晚 2 次服。

【**经验**】本方出自《金匮要略》，乃治疗脏躁的要方。邓老认为，脏躁多由情志抑郁，或思虑过度，以致心脾受损，脏阴不足，故拟本方以补养心脾。方中甘草甘润缓急；大枣益脾养血；小麦味甘微寒，补益心气。将小麦改为面粉，效果更好。〔邓铁涛.邓铁涛临床经验辑要［M］.北京：中国医药科技出版社，1998，137〕

李振华：清心豁痰汤

【组成】白术 10g，茯苓 15g，橘红 10g，清半夏 10g，香附 10g，郁金 10g，节菖蒲 10g，炒栀子 10g，莲子心 6g，小茴香 10g，乌药 10g，龙齿 18g，夜交藤 30g，合欢皮 18g，白蔻仁 10g，焦神曲 10g，焦麦芽 10g，焦山楂 10g，知母 12g，甘草 3g，琥珀 3g(冲服)，朱砂 1.5g（冲服）。

【功效】疏肝健脾，清心豁痰。

【主治】脏躁。临床多见于抑郁症。症见精神抑郁，情绪急躁，喜怒无常，头痛，失眠，健忘，口苦，舌质红，脉弦。

【用法】水煎服，每日 1 剂，分早晚 2 次服。

【经验】李老认为，抑郁症乃长期精神抑郁，怒气伤肝，肝气郁滞，郁而化火，以致肝火引动心火，肝火不仅耗伤肾阴，肝气又横逆脾胃，导致脾不能正常运化。水湿内停，气郁日久化热而为痰，痰湿随肝气上逆，蒙蔽清窍，导致思维混乱，此复杂之病理涉及心肝脾肾四脏。本病宜通不宜补，气郁是发病之本，通即是疏通肝气，恢复肝气疏泄条达之功，气行则湿行，痰湿去，则热成无根之火，便易于消散。李老针对病因研制出了"清心豁痰汤"。本方以香附、郁金、小茴香、乌药直入肝经，疏肝理气；白术、茯苓、橘红、半夏、白蔻仁健脾祛湿消痰；炒栀子、莲子心、知母、节菖蒲、龙齿、夜交藤、合欢皮清心肝之火，安神宁志，火去不扰神明，而思维自安。全方共奏疏肝健脾、清心豁痰之功。头晕者加天麻、钩藤；时自汗出者酌加麻黄根、浮小麦、牡蛎；咽干口苦者重用知母；心烦急躁甚者加淡竹叶、黄连。同时，在治法上以药物治疗和心理治疗并重，使肝气不再郁滞，其他脏器功能自可恢复。通过临床观察，此方不仅对脏躁病疗效显著，甚至比脏躁病发展更重的抑郁症，亦取得了满意的疗效。〔张正杰.李振华疏肝健脾清心豁痰治抑郁［N］.中国中医药报，2014-6-19（5）〕

李振华：香砂温中汤

【组成】白术 10g，茯苓 12g，陈皮 10g，旱半夏 10g，香附 10g，木香 6g，厚朴 10g，乌药 10g，枳壳 10g，沉香 3g，郁金 10g，刘寄奴 15g，桂枝 5g，白芍 10g，茴香 10g，砂仁 6g，焦神曲 12g，焦麦芽 12g，焦山楂 12g，甘草 3g。

【功效】健脾疏肝，温运中焦，消食和胃。

【主治】郁证，证属肝郁脾虚者。临床多见于抑郁症。症见精神抑郁，情绪不宁，胸闷，胁胀，腹冷，脘闷嗳气，纳差，舌淡苔薄，脉弦。

【用法】水煎服，每日 1 剂，分早晚 2 次服。

【经验】李老在本方中用白术、茯苓健脾益气，以促运化；脾虚失运每致痰湿凝聚，故加陈皮、旱半夏、甘草取二陈汤燥湿化痰、理气和中之意；香附、厚朴、木香、枳壳疏肝理气，调中除痞；乌药、沉香行气散寒，温降调中；气滞日久，经络必致不畅，故用郁金、刘寄奴苦泄行散，活血通络；又取刘寄奴芳香醒脾开胃、消食化积之功；桂枝温运脾阳，化痰饮，合白芍一散一收，使桂枝辛散而不致伤阴；茴香理气和胃，温中祛寒；砂仁、焦神曲、焦麦芽、焦山楂醒脾开胃，消食化积。诸药共奏疏肝理气、健脾温中、通降和胃之功。〔郭淑云.李振华脾易虚胃易滞肝易郁病机学思想诊治举隅［J］.中国中医基础医学杂志，2008，14（1）：58，67〕

李辅仁：经验方1

【组成】天麻15g，丹参20g，钩藤15g，葛根20g，炒远志10g，牛膝10g，知母10g，珍珠母30g，石菖蒲10g，川芎10g，酸枣仁20g，茯苓20g。

【功效】清心活血，平肝潜阳。

【主治】郁证，证属心肝火旺、瘀血阻滞者。临床多见于老年抑郁症。症见烦躁易怒，焦虑不安，头晕头痛，口干口苦、失眠梦多，记忆力低下，疑病恐病，舌质偏红或暗，脉弦。

【用法】水煎服，每日1剂，分早晚2次服。

【经验】李老认为，此类患者因素体禀赋多属阴不足、阳有余，或性格急躁，或诸病缠身，阴虚阳亢而罹患此病。当治以清心活血、平肝潜阳之法。李老此方乃从天麻钩藤饮、安神定志丸及酸枣仁汤化裁而来。天麻钩藤饮方义为平肝息风、清热安神，取其主要药物天麻、钩藤、牛膝、茯苓、石决明（以珍珠母代）、夜交藤（以酸枣仁代），保其方义不变；安神定志丸则以养心安神、开窍定志为其主要功用，取方中茯苓、石菖蒲、远志、龙齿（以珍珠母代），并去人参，改用丹参，以减温燥之性，而有养血活血之功；另取酸枣仁汤以清心除烦。方中葛根一味，可养阴生津，升清阳之气，与钩藤、珍珠母等相配，则升降有序，气机条达。综观全方，以清心火、平肝阳为主，兼达生津液、安心神之功。〔张剑.李辅仁治疗老年抑郁症经验［J］.中医杂志，2000，41（4）：208-209］

李辅仁：经验方2

【组成】生黄芪15g，当归10g，炒白术15g，茯苓20g，紫苏梗10g，半夏10g，陈皮10g，香附10g，天麻15g，远志12g，焦神曲10g，焦麦芽10g，焦山楂10g，石菖蒲10g，夜交藤20g。

【功效】疏肝解郁，健脾养心。

【主治】郁证，证属肝郁痰阻、心脾两虚者。临床多见于老年抑郁症。症见郁闷悲观，表情淡漠，行动迟缓，寡言少语，纳呆消瘦，嗳气叹息，健忘失眠，甚至有自杀欲念或实施自杀行动，舌质淡或暗、苔腻，脉沉或弦。

【用法】水煎服，每日1剂，分早晚2次服。

【经验】李老认为，此类患者乃因素体禀赋多属痰湿偏盛，脾胃不足，或性格内向，多思多虑，或多年患病，气血虚弱而罹患此病。治以疏肝解郁、健脾养心。李老此方乃从归脾汤、二陈汤化裁而来。归脾汤之方义为益气补血、健脾养心，取方中黄芪、当归、炒白术、茯苓、远志、木香（以香附代）、酸枣仁（以夜交藤代），保留原来功用，并加入疏肝理气之意；二陈汤功在燥湿化痰、理气和中，意在补益气血、养心安神的同时，加强健脾燥湿、理气助运的作用。方中余药紫苏梗、香附以疏肝解郁；石菖蒲、远志以定志豁痰；焦神曲、焦麦芽、焦山楂以消食和胃，共助二陈汤之运化、归脾汤之安神。另选用天麻一味，以柔肝祛风，改善脑功能。综观全方，共成疏肝解郁、健脾养心之剂。〔张剑.李辅仁治疗老年抑郁症经验［J］.中医杂志，2000，41（4）：208-209〕

何任：半夏厚朴汤合四逆散加减

【组成】党参12g，柴胡4.5g，姜半夏9g，枳实6g，焦酸枣仁12g，当归9g，川厚朴6g，紫苏梗6g，茯苓9g，茯神9g，生姜两片，甘草4.5g。

【功效】行气开郁，化痰散结。

【主治】梅核气，证属气郁痰凝者。临床多见于抑郁症。症见精神抑郁，胸部满闷，胁肋胀满，咽中有物梗塞，吞之不下，咳之不出，头晕神疲，失眠，健忘，苔白腻，脉弦滑。

【用法】水煎服，每日1剂，分早晚2次服。

【经验】何老认为，郁证之梅核气的病机在于气郁痰凝，阻滞胸咽，为《金匮要略·妇人杂病脉证并治》中所说"妇人咽中如有炙脔，半夏厚朴汤主之"之症。而郁证之人往往忧思郁结损耗心脾，故遣方用药主张理气而不耗气，祛痰而不伤正。何老在本方中采用柴胡以疏肝理气；川厚朴、紫苏梗理气宽胸，开郁畅中；枳实行气散结，以增强疏畅气机之效；姜半夏、茯苓、生姜化痰散结，和胃降逆；党参补中益气，健脾益肺；当归乃血中气药，补血活血，养血柔肝；焦酸枣仁、茯神养心安神；甘草缓急和中，又能调和诸药。全方配伍，不仅可达行气开郁、化痰散结之效，且注重健脾益气、养心安神，疗效更佳。〔何任.何任医案选［M］.杭州：浙江科学技术出版社，1981，48-49〕

何 任：甘麦大枣汤加味

【组成】炙甘草6g，太子参12g，淮小麦30g，天冬9g，麦冬9g，焦酸枣仁9g，炮远志4.5g，石菖蒲4.5g，琥珀3g，茯神12g，煅龙骨9g，煅牡蛎9g，红枣9g，夜交藤15g。

【功效】补益心阴，安养心神。

【主治】脏躁，证属心阴亏虚者。临床多见于抑郁症。症见情绪不宁，心悸，健忘，失眠，多梦，舌红，脉细。

【用法】水煎服，每日1剂，分早晚2次服。

【经验】何老认为，郁证之脏躁多由心阴虚所致，故在本方中用炙甘草以补脾益气、甘润缓急；淮小麦味甘微寒，补益心气；太子参、红枣益气健脾、养血；麦冬、天冬养阴生津，润肺清心；焦酸枣仁、炮远志、茯神、夜交藤宁心安神；煅龙骨、煅牡蛎、琥珀重镇安神；石菖蒲醒神益智，诸药合用共奏滋补心阴、养心安神之效。

〔何任.何任医案选〔M〕.杭州：浙江科学技术出版社，1981，49-50〕

张　琪：柴胡加龙骨牡蛎汤加减

【组成】柴胡20g，龙骨20g，牡蛎20g，香附20g，百合20g，合欢花20g，甘草20g，生地黄20g，麦冬20g，石菖蒲20g，黄芩15g，半夏15g，远志15g，郁金15g，桂枝15g，桃仁15g，赤芍15g，青皮15g，枳实15g，酸枣仁25g，五味子25g。

【功效】解郁活血，安神养心。

【主治】郁证，证属肝郁气滞者。临床多见于抑郁症。症见失眠，悲观厌世，沉默不语，情感淡漠，乏力，倦怠，便秘，舌苍老，苔白干，脉弦。

【用法】水煎服，每日1剂，分早晚2次服。

【经验】张老认为，此病多由肝郁气滞所致，遂采用《伤寒论》方柴胡加龙骨牡蛎汤配合活血化瘀药治疗，方中柴胡、黄芩疏肝解郁清热；龙骨、牡蛎重镇安神；百合、合欢花、远志养心安神；郁金清心解郁；香附、青皮、枳实行气导滞；桃仁、赤芍活血化瘀；石菖蒲醒神开窍；半夏和胃降逆；生地黄、麦冬、酸枣仁、五味子柔肝养血，宁心安神；桂枝与甘草配伍，益气通阳以启神。全方配伍，不仅可达疏肝解郁、行气活血之效，且更注重益气养心敛神的作用。〔王少华，张少麟.张琪教授治疗内科疑难病拾萃［J］.陕西中医，2001，22（7）：411〕

张 琪：黄连阿胶汤加味

【组成】黄连 10g，黄芩 10g，阿胶 15g（烊化），白芍 15g，酸枣仁 15g，生地黄 15g，玄参 15g，夜交藤 15g，鸡子黄 1 枚（冲服），珍珠母 20g，生赭石 20g。

【功效】滋阴潜阳，清心宁神。

【主治】郁证，证属心火亢盛、肾阴不足、心肾不交者。临床多见于抑郁症。症见心烦少寐，甚或彻夜不寐，胸中烦热，神疲，健忘，头晕，耳鸣，口燥咽干，舌红少苔，脉弦滑而数。

【用法】水煎服，每日 1 剂，分早晚 2 次服。

【经验】张老认为，本病多为脏腑内伤，五志过极而致，常因思虑劳神太过或情志忧郁，郁久化热，内扰心神所致。热邪耗伤阴血，肾水不足，心火独亢，水火不济，心肾不交，则心神不安，发而为病。张老以滋阴潜阳、清心宁神之法治疗心火亢盛、肾阴不足、心肾不交之证。方中黄连、黄芩清心火；阿胶、白芍滋阴血；鸡子黄宁心滋肾，助水火相交；生地黄、玄参育阴清热；珍珠母、生赭石重镇潜阳；酸枣仁、夜交藤养心安神。诸药合用则烦除而寐安。〔葛红颖，耿焱.张琪教授治疗神志病经验［J］.陕西中医，2007,28（8）：1056〕

张 琪：经验方1

【组成】柴胡 15g，酸枣仁 15g，人参 15g，石菖蒲 15g，生地黄 15g，麦冬 15g，黄芩 15g，桂枝 15g，五味子 15g，茯神 15g，远志 15g，甘草 15g，生龙骨 20g，生牡蛎 20g，大黄 7.5g，珍珠母 30g。

【功效】益气养心，疏肝柔肝。

【主治】郁证，证属心虚气少、肝郁不疏者。临床多见于抑郁症。症见心烦不安，惊悸，气短，胸闷不舒，神疲，乏力，舌红苔白，脉稍数。

【用法】水煎服，每日 1 剂，分早晚 2 次服。

【经验】张老认为，郁病多本于心，心主血脉，肝亦与其密切相关，气机调畅，气血调和，则情志正常，若肝气郁结或升泄太过，则心情抑郁或急躁易怒。张老以益气养心、疏肝柔肝之法治疗心虚气少、肝郁不疏之郁病。方中人参、茯神、石菖蒲、远志益气养心；柴胡、黄芩、大黄疏肝解郁泻热；张老认为肝气郁结易化热，故用大黄等清热；生地黄、麦冬、酸枣仁、五味子柔肝养血，宁心安神；龙骨、牡蛎、珍珠母镇惊安神；桂枝与甘草配伍，益气通阳以启神。诸药合用，补心气之虚，疏肝气之郁，疗效甚著。〔葛红颖，耿焱. 张琪教授治疗神志病经验［J］. 陕西中医，2007，28（8）：1056〕

张　琪：经验方 2

【组成】川芎 15g，苍术 15g，焦栀子 15g，神曲 15g，胆南星 15g，香附 20g，郁金 20g，石菖蒲 15g，半夏 15g，桃仁 30g，柴胡 20g，紫苏子 15g，甘草 25g，小麦 50g，红枣 10 枚，百合 30g，生地黄 20g。

【功效】疏肝解郁，活血化痰，宁神益志。

【主治】郁证，证属肝郁气滞、血瘀痰阻者。临床多见于抑郁症。症见神情呆滞，思维混乱，偏执甚重，不能自拔，沉默不语，表情淡漠，苦闷、失落感明显，舌苔白厚，脉弦滑。

【经验】张老认为郁证往往得之于所欲未遂，忧虑成疾。肝主疏泄，性喜条达，忧思郁虑，愤懑恼怒等精神刺激，均可以使肝失条达，气机不畅，以致肝气郁结，气为血之帅，气行则血行，气滞则血瘀，气郁日久，血行瘀滞，则导致瘀血阻滞，气郁日久化火则伤阴，气郁日久津液运行不畅，停聚于脏腑经络，凝聚成痰，"百病皆由痰作祟"，故而往往变证百出。肝郁气滞为本，血瘀痰浊阻滞为标，本虚标实。治宜一面疏气活血化痰，以条达肝气之郁；一面又须补养心脾，宁神益志。张老在本方中采用柴胡疏肝以解郁；香附行气解郁，以治气郁；川芎活血行气，以治血郁；苍术燥湿健脾，以治湿郁；栀子清热除烦，以治火郁；神曲消食和中，以治食郁；桃仁活血化瘀；半夏、紫苏子降气化痰；胆南星、石菖蒲豁痰开窍；郁金、百合清心安神；生地黄、小麦、红枣、甘草益气健脾养心。

〔孙元莹，张海峰.张琪治疗神志病经验［J］.江西中医药，2006，37（10）：7-8〕

张灿玾：经验方1

【组成】柴胡15g，白术10g，茯苓10g，当归15g，白芍15g，薄荷6g，牡丹皮10g，炒山栀10g，青皮10g，丹参10g，远志10g，竹茹10g，广木香6g，生甘草3g。

【功效】疏肝健脾，解郁安神。

【主治】郁证，证属肝郁脾虚气滞者。临床多见于抑郁症。症见心烦焦虑，精神不快，时自叹气，或悲伤落泪，睡眠欠佳，舌红，苔白厚，脉沉缓微弦。

【用法】水煎服，每日1剂，分早晚2次服。

【经验】张老认为，本病多由肝郁脾虚气滞所致，故治以柴胡、广木香、青皮、薄荷疏肝理气解郁；白术、茯苓健脾和中；当归、白芍养血柔肝；牡丹皮清热活血；竹茹、丹参、炒山栀清心除烦；远志养心安神；甘草调和诸药。本方配伍精妙，既能达疏肝理气解郁之功，又有健脾养血安神之效。〔云中芹.国医大师张灿玾医案研究［D］.济南：山东中医药大学，2012：36〕

张灿玾：经验方 2

【组成】柴胡 10g，黄芩 10g，制半夏 10g，太子参 10g，生龙骨 15g，生牡蛎 15g，丹参 15g，百合 10g，合欢皮 15g，麦冬 10g，五味子 6g，全瓜蒌 15g，檀香 10g，远志 10g，石菖蒲 10g，琥珀粉 3g（冲服）。

【功效】疏肝解郁，养心安神。

【主治】郁证，证属肝郁气滞、心虚气少者。临床多见于抑郁症。症见精神抑郁，失眠，烦躁，脘闷嗳气，多思善疑，纳呆，舌淡，苔薄白，脉弦细。

【用法】水煎服，每日 1 剂，分早晚 2 次服。

【经验】张老在本方中用柴胡、黄芩以疏肝解郁清热；半夏、瓜蒌降逆化痰；丹参清心除烦；龙骨、牡蛎、琥珀重镇安神；太子参、麦冬、五味子益气养阴安神；檀香行气温中；百合、合欢皮、远志、石菖蒲养心安神。诸药合用，共奏疏肝解郁、清热化痰、益气养心、宁心安神之功。〔张灿玾.国医大师临床经验实录·国医大师张灿玾〔M〕.北京：中国医药科技出版社，2011，182〕

路志正：甘麦大枣汤合逍遥丸加减

【组成】南沙参 15g，素馨花 12g，焦栀子 8g，牡丹皮 12g，百合 15g，小麦 30g，大枣 5 枚，白芍 15g，青蒿 15g，绿萼梅 12g，娑罗子 10g，当归 12g，八月札 12g，茵陈 12g，醋香附 10g，甘草 6g。

【功效】疏肝解郁，健脾益气，化痰通络。

【主治】脏躁，证属情志不舒、肝郁脾虚、痰瘀内阻者。临床多见于抑郁症。症见稍有烦事即情绪不佳，常悲伤欲哭，胸中憋闷，善太息，急躁心烦，乳房胀痛，餐后胃脘饱胀，嗳气，夜眠多梦，月经不规律，大便正常，小便黄，舌尖红，苔薄黄微腻，脉沉弦小滑。

【用法】水煎服，每日 1 剂，分早晚 2 次服。

【经验】路老在本方中用焦栀子、牡丹皮、香附、绿萼梅、娑罗子、八月札以疏肝理气；南沙参、大枣、甘草补气健脾；当归、白芍养血柔肝；百合解郁安神；茵陈、青蒿清虚热；素馨花行气调经止痛。〔苏凤哲，冯玲，路洁.路志正教授从脾胃论治情志疾病临床探讨［J］.世界中西医结合杂志，2010，5（5）：382-383〕

路志正：经验方1

【组成】藿香梗9g，荷梗9g，杏仁10g，薏苡仁10g，绵茵陈12g，茯苓15g，姜半夏9g，川厚朴10g，紫苏梗12g，佛手9g。

【功效】理气解郁，清泄湿热。

【主治】梅核气，证属肝气郁滞、湿热内蕴者。临床多见于抑郁症。症见急躁易怒，讲话稍多即声嘶欲呕，胃脘嘈杂不适，纳呆，二便正常，舌质暗红，苔薄黄腻，脉弦滑。

【用法】水煎服，每日1剂，分早晚2次服。

【经验】路老认为，本病是由肝气不舒，又饮冷伤湿，蕴久化热，气郁湿热交阻，三焦不利而表现为以咽部不适为主的一系列症候。治以芳香化浊，清泄湿热，理气解郁。路老在本方中采用川厚朴、紫苏梗理气宽胸，开郁畅中；佛手理气化痰、疏肝健脾和胃；藿香梗、荷梗理气化湿、醒脾和胃；茯苓、薏苡仁健脾祛湿；杏仁、姜半夏化痰散结、和胃降逆；绵茵陈清利湿热。综观全方，以理气解郁、疏肝健脾为主，又兼化湿和中、清泄湿热。〔刘兴山，徐庆会.路志正治疗梅核气验案四则〔J〕.北京中医杂志，1992（5）：3〕

路志正：经验方2

【组成】橘叶 15g，素馨花 12g，瓜蒌 18g，郁金 12g，桃仁 9g，杏仁 9g，竹半夏 10g，黄连 6g，厚朴 12g，旋覆花 10g（包煎），生麦芽 20g，生谷芽 20g，当归 12g，炒白芍 12g，枇杷叶 15g，炒紫苏子 12g，焦山楂 12g，焦神曲 12g，炒枳壳 15g，佛手 10g，八月札 12g，甘草 8g。

【功效】疏肝解郁，和胃降逆。

【主治】郁证，证属肝郁气滞、胃失和降者。临床多见于抑郁症。症见情志不舒则出现两胁及腰背部有气游走性攻撑作乱，平卧位缓解，胸膈疼闷，阵发性挛急，纳可，寐安，二便调，舌质红，苔薄白，脉沉弦小滑。

【用法】水煎服，每日 1 剂，分早晚 2 次服。

【经验】路老在本方中用橘叶、素馨花、八月札、郁金、佛手以疏肝解郁，行气化滞；厚朴、紫苏子理气宽胸散结；瓜蒌、半夏、杏仁、枇杷叶化痰散结，和胃降逆；桃仁、当归、白芍活血养血；旋覆花、枳壳降气导滞、消痰除痞；麦芽、谷芽、焦山楂、焦神曲健脾和胃；甘草调和诸药。〔苏凤哲，冯玲，路洁.路志正教授从脾胃论治情志疾病临床探讨［J］.世界中西医结合杂志，2010，5（5）：382-383〕

路志正：经验方 3

【组成】浙贝母 9g，杏仁 9g，青果 10g，玉蝴蝶 6g，紫苏叶 6g（后下），清半夏 10g，厚朴花 10g，醋香附 10g，茯苓 15g，旋覆花 10g（包煎），炒枳壳 10g，赤芍 10g。

【功效】宣肺利咽，理气化痰。

【主治】梅核气，证属肺窍不利、气郁痰阻者。临床多见于抑郁症。症见咽部如有物阻，或左或右，咳吐不出，吞咽不下，有时咳吐少量黄黏痰，症状亦不减，咽干，重时胸闷如窒，饮食无碍，二便如常，舌质暗红，苔薄黄，脉弦滑。

【用法】水煎服，每日 1 剂，分早晚 2 次服。

【经验】路老认为虽梅核气多见于妇人，男子亦不少见，素嗜烟酒或心胸狭隘、长期精神抑郁之人易患此证。嗜烟酒者刺激咽喉，初时无碍，久之疾成，但病位仍在咽喉，脉症合参，宣肺利咽，仍为正治。方中浙贝母清热散结、化痰止咳；杏仁祛痰止咳；青果、玉蝴蝶清热解毒、利咽生津；紫苏叶行气和胃；清半夏、厚朴花燥湿化痰、消痞散结；香附理气解郁；茯苓健脾祛湿；旋覆花、枳壳降气导滞，消痰除痞；赤芍活血祛瘀。诸药合用，共奏宣肺利咽、理气化痰之效。〔刘兴山，徐庆会.路志正治疗梅核气验案四则［J］.北京中医杂志，1992（5）：4〕

颜德馨：柴胡加龙骨牡蛎汤加味

【组成】柴胡9g，龙骨30g，牡蛎30g（先煎），柏子仁9g，酸枣仁9g，川芎9g，枳壳6g，川楝子9g，赤芍9g，绿萼梅4.5g，黄连3g，青皮6g，山栀子9g。

【功效】疏肝理气，解郁安神。

【主治】郁证，证属肝郁气滞、瘀阻心脉者。临床多见于抑郁症。症见情怀不畅，郁郁寡欢，喜悲伤欲哭，胸闷，心悸惕惕，反复发作，突发突止，口干苦，纳不佳，寐不安，甚至彻夜不寐，月事愆期，二便尚调，舌紫暗，苔薄腻，脉细滞。

【用法】水煎服，每日1剂，分早晚2次服。

【经验】颜老认为，本病多由情志抑郁，肝失疏泄，气机不畅，气滞血瘀，瘀阻心脉，心失所养而致。方中柴胡疏解肝胆郁热；龙骨、牡蛎安魂强魄；柏子仁、酸枣仁养心安神；绿萼梅、青皮、川楝子疏肝解郁；柴胡配枳壳利气机升降；赤芍、山栀子清热凉血；尤妙加黄连一味，味苦入心引经。〔魏铁力.颜德馨教授治疗情志病的经验［J］.辽宁中医杂志，1992（2）：11-14〕

颜德馨：血府逐瘀汤加味

【组成】黄连3g，石菖蒲9g，柴胡6g，赤芍9g，桃仁9g，红花9g，牛膝6g，枳壳6g，桔梗4.5g，川芎9g，生地黄12g，丹参15g，生甘草3g。

【功效】祛瘀行郁，安神醒脑。

【主治】郁证，证属气郁血瘀、阻滞脑窍者。临床多见于抑郁症。症见思维失控，时而兴奋，时而嗜睡，胸腹饱胀，嗳气频频，舌紫苔薄。

【用法】水煎服，每日1剂，分早晚2次服。

【经验】颜老在本方中用赤芍以行气活血，清热凉血；川芎行气解郁；桃仁、红花行血破血；生地黄、丹参清热凉血，行血祛瘀；牛膝有引血下行之功；柴胡疏肝解郁；桔梗利气宽胸；枳壳降气导滞；石菖蒲醒脑开窍；黄连清心安神；甘草调和诸药。诸药合用，共奏活血化瘀、净心醒脑、升达清阳、调畅气机、清心泻火、醒窍安神之功。〔高尚社.国医大师颜德馨教授治疗抑郁症验案赏析［J］.中国中医药现代远程教育，2012（12）：3-5〕

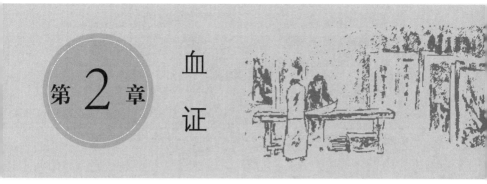

第 2 章　血证

　　血证是指血液不循常道，或上溢于口鼻诸窍，或下泄于前后二阴，或渗出于肌肤，所形成的类出血性疾患。本证多因感受外邪、情志过极、饮食不节、劳倦过度、久病或热病等所致的火热熏灼、迫血妄行或气虚不摄、血溢脉外。其治当以凉血止血、收敛止血或祛瘀止血为主，兼治火、治气。治火则实火当清热泻火，虚火当滋阴降火；治气则实证当清气降气，虚证当补气益气。凡现代医学多种急慢性疾病所引起的出血，包括多系统疾病有出血症状者，以及造血系统病变所引起的出血性疾病，均可参考本章辨证论治。

　　本章收录了方和谦、邓铁涛、李玉奇、李济仁、李振华、李辅仁、何任、张琪、张学文、周仲瑛、路志正、颜德馨等国医大师治疗本病的验方58首。方和谦认为出血证多由气虚血脱所致，因而治疗时多用"血脱益气"之法，注重益气生血；邓铁涛治血证在辨证论治的基础上擅用单方出奇制胜；李玉奇治崩漏常用和胃益气、滋阴敛血之法；李济仁惯以消瘀补虚之法治疗胃出血；李振华对各种血证注重辨证论治，据证用药，注意顾护脾胃；李辅仁善用补气止

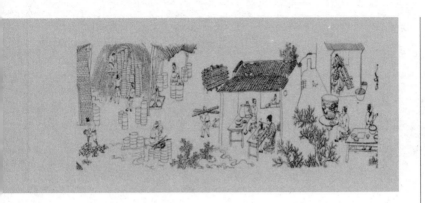

血、补肾固涩治崩漏；何任治疗血证经验丰富，对崩漏、咯血、血尿、便血、紫癜辨证施治，游刃有余；张琪认为血尿主要有实热和阴虚之别，故以清热或滋阴之剂治之，而崩漏则责之于肝旺脾虚、肝肾阴虚，治宜疏肝清热、滋补肝肾，兼收敛止血；张学文从虚实辨证治疗紫癜，擅以益气、滋阴、清热等法治之；周仲瑛治疗紫癜以凉血化瘀为基本大法，同时兼顾本虚及其他兼夹病症；路志正用泻热凉血法治疗鼻衄，疗效颇佳；颜德馨认为气为血帅，治疗血证当治气为先，并自创多个经验方治疗各种血证。

方和谦：经验方 1

【组成】党参 15g，炒白术 10g，生黄芪 15g，熟地黄 15g，山药 15g，石斛 10g，当归 10g，知母 6g，牡丹皮 6g，淫羊藿 6g，山茱萸 10g，墨旱莲 10g。

【功效】益气温阳，摄血调血。

【主治】衄血，证属气虚血少、摄血无力者。临床多见于原发性血小板减少性紫癜。症见手指尖均有散在瘀血点，伴有晨起刷牙时牙龈渗血，经血量多，色淡无块，面色㿠白，腰酸乏力，纳食一般，舌淡苔白，肌沉细。

【用法】水煎服，每日 1 剂，分早晚 2 次服。

【经验】方老认为，血证的实质在于气虚血少，血失统摄，以致血溢脉外。方老根据脾为气血生化之源的理论，用党参、白术、生黄芪、山药以益气健脾，剂量约占全方用量 1/3，通过益气以气摄血，气足则能促进血循脉道，且中气充沛，则新血旺盛，达到气血双补的目的；对已经形成的血少，以熟地黄、当归、山茱萸养血行血，偏重补肾养肝，促进精血互化；方中酌加石斛，于津中化气，从阴中求阳；用少量淫羊藿益肾助阳，取其阳生阴长之意；为避免用药过于温燥，用牡丹皮、知母清热化燥；墨旱莲用于经期以固冲止血。方老的本意并非单纯止血，而是通过补气生血，养血育阴，促进气血功能的恢复。〔胡青懿 . 方和谦老中医治疗出血证验案举隅〔J〕. 北京中医，1995（5）：53〕

方和谦：经验方2

【组成】上党参 12g，生黄芪 20g，炒白术 15g，白茯苓 15g，炒山药 20g，伏龙肝 20g，荷叶炭 6g，炒苍术 10g，荆芥炭 3g，焦神曲 10g，炒谷芽 20g，大枣 4 枚，莲子肉 10g。

【功效】益气温阳，摄血止血。

【主治】便血，证属气虚阳弱、血渗肠间者。症见面色萎黄，气短乏力，背脊酸痛发凉，便软色黑无腹痛，饮食正常，月经调，舌淡，苔白，脉沉细无力。

【用法】水煎服，每日 1 剂，分早晚 2 次服。

【经验】方老抓住气虚及阳、摄血无力这一机制，综合归脾汤与黄土汤之意，采用"血脱益气"之法，以党参、黄芪、白术、山药、苍术益气补中，气旺则阳生，促进气帅血行，使血行于脉中；伏龙肝温而不燥，温行血液，也使血归于脉道，方老认为本品妙在积者能消，消除溢于肠间的瘀血，溢者能止，止血则防血液再渗肠道。全方消中有止，止中有补，荆芥炭、荷叶炭加强伏龙肝止血之力；焦神曲、炒谷芽、大枣消食和中，健脾开胃，以助后天生发之气；莲子肉甘温而涩，通利血脉，增强温中止血之功。〔胡青懿.方和谦老中医治疗出血证验案举隅［J］.北京中医，1995（5）：53〕

邓铁涛：八珍汤加减

【组成】太子参 20g，茯苓 10g，白术 12g，川芎 10g，熟地黄 24g，鸡血藤 24g，白芍 12g，花生衣 10g，炙甘草 6g，浙贝母 12g，生牡蛎 30g（先煎）。

【功效】补血活血，摄血止血。

【主治】紫癜，临床多见于血小板减少性紫癜。症见皮肤出现青紫斑点，久病不愈，神疲乏力，头晕目眩，面色萎黄，食欲不振，舌质暗，脉细涩。

【用法】水煎服，每日 1 剂，分早晚 2 次服。

【经验】邓老在本方中采用太子参、白术、茯苓、甘草以补中益气；熟地黄、川芎、白芍补血；鸡血藤、花生衣补血活血；浙贝母清热化痰散结；牡蛎收敛止血。〔杨晓军，刘凤斌 . 国医大师邓铁涛教授医案及验方〔M〕. 广州：中山大学出版社，2013，123〕

邓铁涛：治血尿方

【**组成**】三叶人字草 30g。

【**功效**】清热解毒，健脾利湿，活血止血。

【**主治**】血尿。

【**用法**】水煎服，每日1剂，分早晚2次服。

【**经验**】邓老取三叶人字草治疗血尿，三叶人字草即鸡眼草，具有清热解毒、健脾利湿、活血止血之功效。泌尿系统结石者加用海金沙5g，金钱草30g，砂牛末3g（冲服）可利尿通淋逐石；慢性肾盂肾炎者合用自拟珍凤汤（珍珠草15g，小叶凤尾草15g，太子参15g，茯苓12g，白术9g，百部9g，桑寄生30g，小甘草5g），方中珍珠草清热利湿解毒，小叶凤尾草可清热利湿、凉血止血，太子参、茯苓、白术益气健脾渗湿消水肿，桑寄生补益肝肾，百部润肺止咳，甘草既能益气补脾，又可润肺止咳，调和诸药；慢性肾炎者加用淡豆豉30g，田七末3g（冲服），淡豆豉宣郁除烦，田七散瘀止血。本方为止血尿的单方，针对不同病因导致的血尿均有效，可随症加味。

〔邓铁涛.邓铁涛临床经验辑要〔M〕.北京：中国医药科技出版社，1998，216〕

邓铁涛：补中益气汤加减

【组成】黄芪 15g，党参 15g，白术 12g，柴胡 9g，升麻 5g，陈皮 3g，炙甘草 5g，黄精 12g，仙鹤草 30g，何首乌 15g。

【功效】益气养血。

【主治】紫癜，证属气血亏虚者。临床多见于血小板减少性紫癜。症见皮肤出现青紫斑点，久病不愈，神疲乏力，头晕目眩，面色萎黄，食欲不振，舌质淡，脉细弱。

【用法】水煎服，每日 1 剂，分早晚 2 次服。

【经验】邓老在本方中采用黄芪、党参、甘草等甘温之品以补中气；白术甘燥以健脾；仙鹤草以止血；以黄精、何首乌温润补血，使气有血母，血有气帅；陈皮行气反佐参芪，使补而不滞；加入升麻与柴胡有画龙点睛之意，突出了升发脾阳的作用。〔邱仕君.邓铁涛用药心得十讲［M］.北京：中国医药科技出版社，2012，56〕

邓铁涛：治血崩方

【组成】血余炭末3～9g（冲服）。

【功效】收敛止血。

【主治】妇女崩漏。

【用法】水煎服，每日1剂，分早晚2次服。

【经验】邓老取单味血余炭治疗崩漏，血余炭乃人发制成的炭化物，有化瘀止血的功效。月经过多或月经时间过长可合用胶艾四物汤（阿胶9g，艾叶9g，当归头9g，熟地黄12g，川芎4.5g，白芍9g），方中阿胶补血止血；艾叶温经止血；当归头、熟地黄补血；川芎入血分理血中之气；白芍敛阴养血。本方为治疗妇女崩漏的单方，又可随症加味。〔邓铁涛.邓铁涛临床经验辑要［M］.北京：中国医药科技出版社，1998，142〕

邓铁涛：胶七散

【**组成**】阿胶 30g（烊化），田七末（炒黄）6g（冲服）。

【**功效**】止血消瘀，宁血补血。

【**主治**】上消化道出血。

【**用法**】冲服，每日 1 剂，分早晚 2 次服。

【**经验**】方中阿胶味甘、性平，入肝、肾经，能止血补血，可使血既止而新血亦生，有利于机体的康复；三七性温，味甘，微苦，归肝、胃经，具有止血生肌、消瘀止痛之功，可使血既止而不留瘀，并促进出血创口的愈合。两药相伍，可达到止血、消瘀、宁血、补血的作用。〔张北平，吴焕林 . 胶七散治疗上消化道出血临床研究〔J〕. 中国中医急症，2005，14（7）：625-626〕

邓铁涛：治吐血咳血方

【组成】用5岁以下健康男孩之中段尿，送服止血散（血余炭、煅花蕊石、白及末、炒三七末各等份共为极细末）1～3g。

【功效】引火归元，血归其位。

【主治】肺病大咯血或胃病大吐血。

【用法】冲服，每日1剂，分早晚2次服。

【经验】邓老在本方中采用血余炭、煅花蕊石、三七以化瘀止血；白及收敛止血，合为止血散，奏止血之效。童子尿为药引，以增药效。〔邓铁涛.邓铁涛临床经验辑要［M］.北京：中国医药科技出版社，1998，143〕

李玉奇：固经止漏方

【组成】海螵蛸 20g，莲房炭 50g，生地黄炭 40g，当归 10g，胡黄连 10g，知母 15g，升麻 10g，白芍 20g，木香 10g，煅牡蛎 20g，甘草 20g，大枣 10 枚。

【功效】和胃益气，滋阴敛血，固经止漏。

【主治】崩漏，证属阴虚者。临床多见于功能性子宫出血。症见经血非时而下，出血量少或多，淋沥不断，血色鲜红，头晕耳鸣，腰酸膝软，舌红苔少，脉细数。

【用法】水煎服，每日 1 剂，分早晚 2 次服。

【经验】李老在本方中采用莲房炭、生地黄炭以收敛止血；当归补血活血；胡黄连、知母清热凉血；升麻升阳止崩漏；白芍养血调经、柔肝止痛；大枣、甘草和胃益气；木香行气止痛、健脾；海螵蛸、煅牡蛎收敛固涩止崩漏。〔刘平，张婉瑜，杨建宇.国医大师验案良方·妇儿卷［M］.北京：学苑出版社，2010，108〕

李济仁：归脾汤加减

【组成】潞党参 15g，炙黄芪 15g，炒侧柏叶 15g，紫珠草 15g，炒当归身 12g，炒大、小蓟各 15g，炒白术 9g，炙刺猬皮 9g，白英粉（分吞）6g，真田七粉（分吞）6g，陈灶心土（煎汤代水）60g。

【功效】实脾截血。

【主治】呕血，证属脾失统血者。临床多见于十二指肠球部溃疡穿孔。症见脘腹阵痛，伴胸膺窒闷不展，嗳气吞酸，小溲短涩觉热，大便溏酱不爽，呕血不止，舌质淡，苔白腻，脉细弱，右关尤弱。

【用法】水煎服，每日 1 剂，分早晚 2 次服。

【经验】李老认为，本病乃胃病久痛所致。病久入络，恰逢暴食、伤络，而致呕血便血，乃脾气虚脱，统摄失职，故采用归脾汤加减治之。方中黄土、侧柏叶等，以助脾统血、益气摄血；辅之以白及、刺猬皮、紫珠草、三七等祛瘀止血。〔李艳.国医大师李济仁〔M〕.北京：中国医药科技出版社，2011，89〕

李济仁：经验方 1

【组成】青黛拌蛤粉（包煎）15g，藕节炭 15g，仙鹤草 15g，黄芩 10g，大黄炭 10g，桑白皮 10g，牡丹皮 10g，白茅根 10g。

【功效】清肝泻肺，凉血宁络。

【主治】咯血，证属热伤肺络者。症见咳嗽、咯血、血随痰嗽而出，量中等，色红艳，口渴，胸闷易怒，溲黄，便结，面红目赤，舌红苔黄，脉弦数。

【用法】水煎服，每日 1 剂，分早晚 2 次服。

【经验】李老认为，本病乃患者素体肝旺，在春三月发陈之季，更易致木火循厥阴之经上逆炎蒸而刑金，损伤肺络，迫血妄行，从而发为咯血。故用能直折肝经气火且能凉血止血的青黛，伴最能清化痰火的蛤粉组成黛蛤散而为君；辅以黄芩、大黄炭、桑白皮、牡丹皮而益增清肝平咳凉血之效；再佐仙鹤草、藕节炭、白茅根直接止血以顾其标。全方以平肝为主，重在治本，略参清肺止咳以兼顾其标。刑金的木火既平，肺经的余热得清，则络脉自可弥合而咯血止矣。〔李艳.国医大师李济仁［M］.北京：中国医药科技出版社，2011，88〕

李济仁：经验方2

【组成】白及、鱼鳔、丝绵烧灰等份，为丸。

【功效】消瘀止血，宁血补虚。

【主治】胃膜破伤之胃出血。

【用法】水煎服，每日1剂，分早晚2次服。

【经验】李老认为，白及苦甘性凉，质黏而涩，为收敛止血之良药，又有消肿生肌之功；鱼鳔性味甘平，功能补肾益精，滋养筋脉，止血，散瘀，消肿；丝绵为蚕茧之属，蚕茧性味甘温，能治反胃吐食，功善止血。三药合用，烧灰存性，熔止血、消瘀、消肿、生肌、宁血、补虚于一炉，验之甚效。〔李济仁. 杏林医案选按（续）［J］. 皖南医学院学报，1985，4（2）：123〕

李振华：凉血解毒汤

【组成】广犀角 6g（用水牛角 15～30g 代），生地黄 21g，牡丹皮 9g，赤芍 12g，玄参 15g，蒲公英 30g，金钱草 15g，白茅根 30g，黑地榆 12g，黑栀子 9g，甘草 3g。

【功效】清热解毒，凉血止血。

【主治】紫癜，证属火热炽盛、迫血妄行者。临床多见于急性血小板减少性紫癜、重性过敏性紫癜等。症见发病急骤，发热恶寒，斑色紫赤，量多成片，或衄血、尿血，面赤烦躁，舌质红绛、苔薄黄，脉数而有力。

【用法】水煎服，每日 1 剂，分早晚 2 次服。

【经验】李老认为，本病多由热毒内盛，热入营血，迫血妄行所致，故采用犀角地黄汤加味而成之本方治疗。方中水牛角、生地黄、玄参、蒲公英、甘草清热凉血解毒；牡丹皮、赤芍、黑地榆、黑栀子凉血散瘀、清热止血；金钱草、白茅根凉血止血且能使热从小便而去。全方共奏清热解毒、凉血止血之功，热毒既消，血循归经，则诸症自愈。〔李郑生，郭淑云．国医大师：李振华〔M〕．北京：中国中医药出版社，2011，152〕

李振华：知柏地黄汤加减

【**组成**】熟地黄15g，山茱萸15g，山药30g，牡丹皮9g，女贞子15g，黄柏9g，龟甲胶9g，阿胶9g，生地黄炭12g，鸡血藤30g，当归12g，甘草6g。

【**功效**】滋阴清热，养血止血。

【**主治**】紫癜，证属阴虚内热、虚火内扰者。临床多见于慢性血小板减少性紫癜及轻症过敏性紫癜。症见紫斑较多，反复出现，斑色淡红，伴有头晕耳鸣，五心烦热，两颧潮红，心烦盗汗，失眠梦多，精神易倦，有时少量鼻衄、齿衄，妇女可见月经量较多，舌质红，苔薄白，脉细数。

【**用法**】水煎服，每日1剂，分早晚2次服。

【**经验**】李老认为，本病多由阴虚内热，虚热内扰，血随火动，离经妄行所致，故治以滋阴清热、养血止血之法。方中熟地黄、山茱萸、山药、女贞子滋阴补肾；牡丹皮、黄柏凉血散瘀、清热泻火；龟甲胶、阿胶、生地黄炭、鸡血藤、当归以滋阴养血、凉血止血。

〔李郑生，郭淑云.国医大师：李振华〔M〕.北京：中国中医药出版社，2011，153〕

李振华：益气补血汤加减

【组成】黄芪 30g，党参 15g，白术 9g，茯苓 15g，当归 12g，白芍 15g，山茱萸 15g，枸杞子 12g，酸枣仁 15g，阿胶 9g，龟甲胶 9g，鸡血藤 30g，黑地榆 12g，炙甘草 6g。

【功效】益气健脾，养血止血。

【主治】紫癜，证属肺脾气虚、统摄无力者。临床多见于慢性血小板减少性紫癜、轻症过敏性紫癜。症见紫斑淡红，时愈时发，面色萎黄，食欲不振，头晕乏力，动则气短，畏风怕冷，心慌心悸，少气懒言，自汗易感，感冒后不发高热，但迁延难愈，妇女月经量多，舌质淡胖，苔薄白腻，脉缓无力。

【用法】水煎服，每日 1 剂，分早晚 2 次服。

【经验】李老认为，本病多由肺脾气虚，肺气虚则血失所摄，脾气虚则血失所统，统摄无力，血行失其常道，溢于脉络之外而出现紫癜。本病为慢性出血，迁延日久，由于长期出血，可导致气阴不足，气血双亏，故拟本方益气补血。方中黄芪、党参、白术、茯苓、炙甘草补气健脾，增强血液统摄之力和生化之源，为本方之主药；黄芪配当归为补血汤，可补无形之气，而生有形之血；当归、白芍、山茱萸、枸杞子、酸枣仁养血滋阴、补血安神；阿胶、龟甲胶、鸡血藤、黑地榆养血补血、凉血止血。本方标本兼治，既补肺脾之气使血行畅，统摄有力以治其本，又养阴补血止血以治其标。〔李郑生，郭淑云.国医大师：李振华［M］.北京：中国中医药出版社，2011，153〕

李振华：益气止漏方

【组成】黄芪30g，党参15g，白术10g，茯苓15g，当归10g，醋白芍15g，远志10g，炒枣仁15g，醋柴胡6g，升麻6g，黑地榆12g，阿胶10g（烊化），广木香6g，炙甘草6g，米醋120mL。

【功效】益气健脾，举陷固脱，养血止血。

【主治】崩漏，证属脾胃虚弱、中气下陷者。症见淋漓沥下出血，血色淡红质稀，小腹坠痛，食少便溏，气短乏力，舌质淡、体胖大，苔薄白，脉沉细无力。

【用法】水煎服，每日1剂，分早晚2次服。

【经验】李老在本方中采用黄芪、党参、白术、茯苓、炙甘草以健脾益气；醋柴胡、升麻升阳举陷，固脱止血，与黄芪、四君子汤配合，可增强统血摄血之力；阿胶、远志、炒枣仁养血止血，安神宁志；黑地榆配阿胶凉血止血；米醋酸涩收敛，可达迅速止血之目的。诸药合用，共奏健脾益气、举陷固脱、养血止血之功。若脾虚日久，土壅木郁，肝郁气滞腹痛者，可加醋香附10g，延胡索10g，郁金10g以疏肝理气；气滞血瘀，出血色暗，夹有血块者，加三七粉3g（冲服），丹参15g以活血化瘀；气郁化火，肝火内盛者，加牡丹皮10g，栀子10g，川楝子12g以疏肝清热；脾虚湿盛，胸脘满闷，食少便溏者，加薏苡仁30g，泽泻10g，砂仁8g以健脾祛湿；脾肾阳虚，腹中冷痛，四肢不温者，加炮姜5g，制附子10g以温补脾肾；出血量多势急者，党参改为人参10g，加乌贼骨15g，茜草炭10g以益气固脱，收敛止血。〔李郑生.李振华教授治疗崩漏经验［J］.河南中医，2006，26（7）：25-26〕

李振华：归脾汤加减

【组成】生黄芪 25g，党参 18g，白术 10g，茯苓 15g，当归 12g，白芍 15g，生地黄 15g，炒枣仁 15g，山茱萸 15g，枸杞子 15g，黄精 15g，阿胶 10g（烊化），黑地榆 15g，黑侧柏叶 15g，地骨皮 12g，牡丹皮 10g，制首乌 15g，仙鹤草 15g，麻黄根 10g，炙甘草 5g。

【功效】健脾益气摄血，养阴止血消斑。

【主治】肌衄，证属气虚阴亏者。临床多见于原发性血小板减少性紫癜。症见皮肤紫癜，双下肢多发，大者如掌，皮肤时时作痒，神疲乏力，头晕心烦，急躁易怒，失眠多梦，自汗盗汗，时作干呕，月经量多，夹有少量血块，纳可，二便正常，舌质稍红、体稍胖，苔少，脉沉弦细。

【用法】水煎服，每日 1 剂，分早晚 2 次服。

【经验】李老认为，本病为气阴两虚之象，脾胃为气血生化之源，主统血，故治宜健脾益气摄血，养阴止血消斑。归脾汤为补气健脾摄血之名方，气血并补，重在补气健脾，气旺则血自生，脾健则血有所统，因本病病机乃气阴俱虚，故李老在归脾汤基础上配合养阴凉血止血、活血化瘀消斑之药，并随症加减，药中病机。方中黄芪、党参、白术、茯苓、甘草益气健脾，养血和营；当归补血活血；白芍养血柔肝；阿胶补血止血；酸枣仁养血安神；山茱萸、枸杞子、黄精、制首乌滋阴益肾；生地黄、地骨皮、牡丹皮滋阴清热；黑地榆、黑侧柏叶、仙鹤草凉血止血；麻黄根敛阴止汗。诸药合用，共奏益气摄血、止血消斑之效。〔李永泉，郭淑云.国医大师李振华教授从脾论治紫癜验案2则〔J〕.中医研究，2012，25（5）：43-45〕

李振华：四君子汤合当归补血汤加味

【组成】生黄芪 30g，红参 6g（另煎），白术 10g，茯苓 18g，当归 10g，白芍 15g，熟地黄 15g，阿胶 10g（烊化），山茱萸 15g，枸杞子 15g，炒枣仁 15g，炒杜仲 15g，黑地榆 15g，陈皮 12g，炙甘草 6g。

【功效】健脾益气，养阴补血。

【主治】肌衄，证属脾虚失统、气血亏虚者。临床多见于原发性血小板减少性紫癜。症见皮肤紫癜，双下肢多发，大者如掌，皮肤时时作痒，神疲乏力，头晕心烦，急躁易怒，失眠多梦，自汗盗汗，时作干呕，月经量多，夹有少量血块，纳可，二便正常，舌质稍红、体稍胖，苔少，脉沉弦细。

【用法】水煎服，每日 1 剂，分早晚 2 次服。

【经验】李老认为，脾主升清，中焦枢机畅利则气血循行不息；脾主运化水谷、化生气血，脾气旺盛则可统摄滋养血脉而不外渗。倘若脾气虚弱，既可使清气壅遏而不升，浊气横逆而不降；又可失去统血之权，使血失裹约溢于肌肤而发为"脾不统血"之证，治以补养心脾、益气补血为大法。四君子汤合当归补血汤加味方中红参、黄芪大补元气，取"阳生阴长"之意，互相资助，使气充足以摄血；白术、茯苓、炙甘草健脾益气，使脾健以统血；当归益气生血；熟地黄、白芍、阿胶补血生血，补精益髓；山茱萸、枸杞子、炒杜仲、炒枣仁滋养心肾，止汗安神；黑地榆味涩收敛止血；陈皮理气开胃，使补而不滞。全方大补元气，健脾益肾，养心敛汗，补气而不伤阴，养血而不滋腻，使脾气旺盛，形神得充，血循经脉而紫癜痊愈。〔李永泉，郭淑云．国医大师李振华教授从脾论治紫癜验案2则［J］．中医研究，2012，25（5）：43-45〕

李辅仁：经验方 1

【组成】炒芡实 15g，菟丝子 15g，枸杞子 15g，覆盆子 15g，炒白术 15g，阿胶液 2 支，生地黄 20g，熟地黄 20g，生黄芪 30g，升麻 5g，仙鹤草 50g，益母草 10g，当归 10g，杭白芍 10g。

【功效】补气养血，补肾固涩。

【主治】崩漏，证属气血两亏、中气不足者。临床多见于功能性子宫出血。症见月经量多，淋沥不尽，面色㿠白，精神萎靡，四肢乏力，气短，语声低，舌质淡红，苔薄白，脉细。

【用法】水煎服，每日 1 剂，分早晚 2 次服。

【经验】李老在本方中采用白术、黄芪、升麻以补中益气，升举清阳；芡实补肾健脾；菟丝子、枸杞子、覆盆子滋补肝肾；熟地黄、当归、益母草补血活血；白芍柔肝养血；阿胶补血止血；仙鹤草、生地黄凉血止血。诸药配伍，共奏补气养血、补肾固涩之功。〔殷曼丽.李辅仁教授治疗崩漏经验介绍［J］.四川中医，1994（11）：43-44〕

李辅仁：经验方2

【组成】川芎10g，制香附10g，赤芍10g，白芍10g，延胡索10g，阿胶液2支，生地黄15g，熟地黄15g，益母草15g，广木香5g，艾叶5g，甘草3g。

【功效】理气化瘀，补肾固冲。

【主治】崩漏，证属气滞血瘀、气血不通、肾气不足、冲任不固者。临床多见于功能性子宫出血。症见月经不调，月经先期，经行5~6天，淋沥不尽，面色㿠白，头晕，腰痛，全身乏力，乳胀痛，下肢腿软，精神欠佳，苔薄白，脉细弦。

【用法】水煎服，每日1剂，分早晚2次服。

【经验】李老认为，凡女子初得崩中、漏下病者，宜用止血之剂，乃急则治其标，四物汤加十灰丸治之，以血止为度。血止即服清热之剂，若气陷不能收摄而脱血者，归脾汤、四君子汤加川芎、当归治之；而青春期患者宜补肾气，益冲任；育龄期患者重在疏肝养肝，调冲任；更年期患者重在滋肾调肝，扶脾固冲任。总之，急则治其标，缓则治其本。本方以理气化瘀、补肾固涩为主，白芍柔肝养血止痛；川芎、香附、木香理气活血；赤芍、延胡索活血止痛；生地黄滋阴清热；阿胶补血止血；益母草活血止血；艾叶散寒止痛、温经止血；熟地黄滋阴补血、益精填髓。诸药合用治疗气滞血瘀、气血不通之崩漏，能取得满意的疗效。〔殷曼丽.李辅仁教授治疗崩漏经验介绍［J］.四川中医，1994（11）：44〕

何 任：治淋沥崩漏方

【组成】炒当归 9g，鹿角霜 3g，潼蒺藜 9g，小茴香 2g，党参 12g，肉苁蓉 9g，炙龟甲 12g，紫石英 12g，枸杞子 9g，补骨脂 15g，女贞子 12g，墨旱莲 9g，阿胶 9g，杜仲 12g，淡竹茹 12g。

【功效】调摄奇经，补益肝肾。

【主治】崩漏，证属奇经虚损者。临床多见于功能性子宫出血。症见月经淋沥不尽，量多迁延时日，或经行量多，色鲜，面色不华，神情疲乏，腹不痛而腰肢疲怠。

【用法】水煎服，每日 1 剂，分早晚 2 次服。

【经验】何老认为，崩漏多见于更年期，多由奇经虚损所致，治以补益肝肾为主。方中鹿角胶温补督脉以固冲；当归、阿胶补血止血；墨旱莲用于经期固冲止血；潼蒺藜、肉苁蓉、枸杞子、补骨脂、女贞子、杜仲补益肝肾，促进精血互化；龟甲滋阴潜阳，益肾强骨；小茴香温补脾肾；党参益气补中，气能生血；紫石英温暖子宫。〔何任. 何任临床经验辑要［M］. 北京：中国医药科技出版社，1998，177-178〕

何 任：黄土汤加味

【组成】炙甘草9g，白术12g，伏龙肝30g，干地黄12g，制附子4.5g，炒阿胶12g，黄芩9g，党参9g，白及9g，参三七粉3g（分吞）。

【功效】温阳健脾，化瘀止血。

【主治】便血，证属脾胃虚寒者。症见胃脘剧痛，大便次数多，如柏油样，四肢不温，面色苍黄，苔白，脉细无力。

【用法】水煎服，每日1剂，分早晚2次服。

【经验】何老认为，本病多由脾胃虚寒，不能统血归经所致，故采用《金匮要略》中黄土汤加味治之。方中以灶心黄土（即伏龙肝）温中涩肠，固下止血；白术、附子温阳健脾；地黄、阿胶滋养阴血；黄芩苦寒坚阴，且能制附子之刚燥；甘草甘缓和中，再加党参以补健脾之力；白及、参三七加强化瘀止血之功。诸药合用，共奏温阳健脾，化瘀止血之效。〔何任.何任医案选［M］.杭州：浙江科学技术出版社，1981，30-31〕

何　任: 归脾丸加味

【组成】赤石脂 12g, 伏龙肝 12g, 石莲肉 9g, 仙鹤草 24g, 炒槐花 12g, 无花果 12g, 沉香曲 9g, 大生地黄 12g, 归脾丸 (党参、白术、炙黄芪、炙甘草、茯苓、远志、酸枣仁、龙眼肉、当归、木香、大枣) 30g (包煎)。

【功效】健脾益气, 摄血止血。

【主治】肠风便血, 证属中气虚弱、脾不统血者。症见脘腹作胀, 纳一般, 心悸无力。

【用法】水煎服, 每日 1 剂, 分早晚 2 次服。

【经验】何老认为, 肠风下血多由脏腑劳损, 气血不调所致, 属中气虚弱, 脾不统血, 故治以归脾丸加味健脾摄血。方中石莲肉补脾益气; 沉香曲、无花果健胃清肠; 大生地黄滋阴补血; 佐以赤石脂、伏龙肝、仙鹤草、炒槐花以收敛止血。〔何任. 何任医案选［M］. 杭州: 浙江科学技术出版社, 1981, 31-32〕

何 任：六味地黄丸加味

【组成】生地黄12g，白茅根15g，山茱萸6g，金银花12g，墨旱莲9g，牡丹皮4.5g，陈蒲壳24g，川续断6g，山药15g，茯苓12g，泽泻6g。

【功效】清利湿热，凉血止血。

【主治】血尿，证属肾虚膀胱湿热者。症见腰酸跗肿，肉眼血尿，尿液浑浊，面浮肿。

【用法】水煎服，每日1剂，分早晚2次服。

【经验】何老认为，本病多由湿热浸入膀胱，肾与膀胱相表里，肾虚膀胱湿热，热迫血行所致，故以六味地黄丸加淡渗清利类药物治之。方中生地黄滋补肾阴；山茱萸补肝肾兼收敛精气；山药补脾肾；泽泻去肾之湿浊，使熟地黄滋则不腻；茯苓祛湿以配合山药健脾；牡丹皮清泻肝肾虚火；川续断滋补肝肾；陈蒲壳清热利湿；白茅根、墨旱莲凉血止血；金银花清热解毒，祛血分之热。〔何任.何任医案选［M］.杭州：浙江科学技术出版社，1981，33-34〕

何　任：经验方 1

【组成】玄参 4.5g，天冬 9g，麦冬 9g，旋覆花 9g，代赭石 9g，制半夏 6g，川贝母 6g，茜根炭 6g，浮海石 12g，北沙参 9g，仙鹤草 12g，六味地黄丸（熟地黄、山茱萸、山药、牡丹皮、泽泻、茯苓）15g（包煎）。

【功效】益肾清肺，降逆止血。

【主治】咳血，证属肺病及肾者。临床多见于支气管扩张手术后。症见咳呛频作，胸闷气急，痰中带血，咽喉干痛，腰背酸楚，易感疲乏，纳谷一般，舌苔薄白，脉弦细。

【用法】水煎服，每日 1 剂，分早晚 2 次服。

【经验】何老认为，本病应金水同治，方中沙参、麦冬润养肺金；玄参、天冬养阴生津；旋覆花、代赭石、制半夏化痰浊平冲逆；川贝母、浮海石清肺化痰；再以仙鹤草、茜根炭收敛止血，合六味地黄丸滋肾。综观全方，以滋肾润肺为主，兼以降逆、止血。〔何任.何任医案选［M］.杭州：浙江科学技术出版社，1981，27-28〕

何 任：经验方2

【组成】旋覆花9g，仙鹤草15g，北沙参9g，炒白术12g，糯稻根15g，扁豆衣9g，山药12g，生甘草3g，蒿梗6g，新会白4.5g，平地木12g，红枣9g，炒谷芽12g，炒麦芽12g。

【功效】清肺止咳，补益脾胃。

【主治】咳血，证属肺脾气虚者。症见咯血，消瘦，低热，纳滞，干咳连声，无痰，气促，舌苔白，脉细数。

【用法】水煎服，每日1剂，分早晚2次服。

【经验】何老在本方中采用旋覆花以降逆止咳；仙鹤草收敛止血；沙参滋阴润肺；蒿梗清热解毒，除蒸；新会白即新会县橘白，可理气化痰；平地木即矮地茶，可化痰止咳；炒白术、扁豆衣、生甘草、糯稻根、红枣益气补中，健脾和胃；炒谷芽、炒麦芽健脾消食；山药既能补肺，又可补脾胃，兼能补肾。全方配伍，注重顾护脾胃，从而培土生金，金水相生，可达清肺止咳、收敛止血之效。

〔何任.何任医案选〔M〕.杭州：浙江科学技术出版社，1981，28-29〕

何 任: 经验方 3

【组成】丹参 9g, 白术 9g, 生地黄 12g, 熟地黄 12g, 当归 9g, 黄芪 9g, 参三七粉 4.5g(分吞), 远志 4.5g, 茯神 12g, 生甘草 4.5g, 牡丹皮 6g, 木香 6g, 藕节 12g。

【功效】健脾益气, 凉血止血。

【主治】齿衄, 证属脾虚血热者。症见牙龈出血, 余无所苦, 舌质微红, 苔黄。

【用法】水煎服, 每日 1 剂, 分早晚 2 次服。

【经验】何老在本方中采用黄芪、白术、甘草以健脾益气; 当归、熟地黄、远志养阴补血; 生地黄、丹参、牡丹皮清热凉血; 茯神宁心安神; 木香行气止痛, 健脾; 参三七散瘀止血; 藕节凉血止血。〔何任.何任医案选〔M〕.杭州: 浙江科学技术出版社, 1981, 29-30〕

何　任：经验方4

【组成】天冬15g，生地黄15g，太子参12g，山茱萸6g，枸杞子9g，白茅根30g，大蓟12g，小蓟12g，瓜蒌根9g，川石斛6g。

【功效】清热养阴，凉血止血。

【主治】血尿，证属肝肾阴虚血热者。症见尿血，咽喉干燥，头眩，手足无力。舌质暗红，苔薄，脉细。

【用法】水煎服，每日1剂，分早晚2次服。

【经验】何老认为，本病多由肝肾阴虚，内生虚热，热伤络脉而血下溢所致，故投以清热养阴略加止涩为治。方中天冬、太子参、生地黄、石斛、瓜蒌根清热养阴生津；山茱萸、枸杞子滋补肝肾；大蓟、小蓟、白茅根凉血止血。〔何任.何任医案选［M］.杭州：浙江科学技术出版社，1981，32-33〕

何　任：经验方 5

【组成】干地黄 15g，茯苓 12g，山药 15g，泽泻 9g，牡丹皮 6g，山茱萸 9g，白茅根 30g，血余炭 9g，炮姜炭 4.5g，蒲黄炒阿胶 15g，藕节 15g。

【功效】益肾养阴，凉血止血，活血化瘀。

【主治】血尿，证属阴虚血热者。症见尿检见红细胞，腰酸胀，无盗汗潮热，无尿频尿急。

【用法】水煎服，每日 1 剂，分早晚 2 次服。

【经验】何老认为，本病反复多由阴虚血热所致，故以六味地黄丸加散瘀止血类药物治之。方中生地黄滋补肾阴；山茱萸补肝肾兼收敛精气；山药补脾肾；泽泻去肾之湿浊，使熟地黄滋则不腻；茯苓去湿以配合山药健脾；牡丹皮清泻肝肾虚火；白茅根、藕节清热凉血止血；血余炭散瘀止血；炮姜炭温经止血，与补阴药同用，能退虚热；蒲黄炒阿胶可补阴止血。〔何任．何任医案选［M］．杭州：浙江科学技术出版社，1981，34-37〕

何 任：经验方6

【组成】生地黄12g，炒赤芍9g，茜根炭9g，连翘9g，赤小豆15g，炒荆芥4.5g，当归4.5g，玄参9g，藕节12g，金银花12g，川牛膝6g。

【功效】清热解毒，凉血散瘀。

【主治】紫癜，证属邪热迫血妄行者。临床多见于过敏性紫癜。症见双下肢紫癜。

【用法】水煎服，每日1剂，分早晚2次服。

【经验】何老认为，本病是由饮食或服用药物、输血等引起的一种过敏性疾病，初起多有热象，乃是邪热迫血妄行，溢于肌肤而成。何老在本方中采用生地黄、赤芍、玄参、赤小豆、川牛膝以清热凉血、解毒散瘀；茜根炭、藕节以凉血止血塞其漏；金银花、连翘、炒荆芥清热解毒透邪于外，使邪热清泄则血自宁，紫癜随之消退。〔何任.何任医案选［M］.杭州：浙江科学技术出版社，1981，38-39〕

张　琪：加味地骨皮饮

【组成】当归 10g，生地黄 10g，川芎 10g，白芍 10g，牡丹皮 10g，地骨皮 10g，枸杞子 15g，女贞子 15g，金银花 15g，连翘 15g，蒲公英 15g，黄芪 15g，玉竹 10g，何首乌 10g，知母 10g，甘草 10g。

【功效】养血滋肾，清热解毒。

【主治】紫癜，证属血虚外感者。临床多见于血小板减少性紫癜。症见皮肤紫癜，手心热，舌质红，苔白，脉虚数。

【经验】张老在本方中采用当归、川芎、白芍以补血活血；黄芪益气补中；生地黄、知母、牡丹皮、地骨皮滋阴清热；何首乌、枸杞子、女贞子、玉竹补肾滋阴；金银花、连翘、蒲公英清热解毒；甘草调和诸药，益气健脾。〔张佩青 . 国医大师张琪［M］. 北京：中国医药科技出版社，2011，162-163〕

张　琪：二至丸加减

【组成】墨旱莲 20g，女贞子 20g，生地黄 15g，枸杞子 15g，生地榆 20g，甘草 3g。

【功效】养阴清热，凉血散瘀。

【主治】紫癜，证属阴虚血热、血热失制者。临床多见于血小板减少性紫癜。症见皮肤紫癜，手足心热，舌质红，苔薄，脉细数。

【用法】水煎服，每日 1 剂，分早晚 2 次服。

【经验】张老在本方中采用墨旱莲、女贞子以养阴清热、凉血止血；生地黄、枸杞子以增益其养阴清热之功；地榆凉血止血；甘草则调和诸药。〔杨世兴．礴石集·第四集·著名中医学家经验传薪〔M〕．西安：陕西科学技术出版社，2003，95-96〕

张 琪：加味八正散

【组成】白花蛇舌草 50g，蒲公英 30g，金银花 30g，大黄 7.5g，生地黄 20g，萹蓄 15g，瞿麦 15g，车前子 15g，滑石 20g，小蓟 50g，白茅根 30g，甘草 15g。

【功效】凉血止血，利尿通淋。

【主治】血尿。症见咽痛口苦，口舌生疮，五心烦热，颜面或肢体浮肿，舌质红，苔白黄而干，脉滑数。

【用法】水煎服，每日 1 剂，分早晚 2 次服。

【经验】张老认为，本病多由热侵入肾与膀胱，伤及血络所致。方中采用萹蓄、瞿麦、车前子、滑石以清热利水通淋；生地黄、小蓟、白茅根以清热凉血止血。又因邪热蕴结则白细胞增多，故加入白花蛇舌草、蒲公英、金银花以加强清热解毒之力。大黄为苦寒泻下药，此处取其清热解毒开瘀与利水通淋之功，用量宜小，一般 5～10g，多用则导致泄泻，少量则通淋止痛散瘀，对小便涩痛疗效显著，为方中不可缺少之药。〔孙元莹，吴深涛，王暴魁.张琪教授治疗过敏性紫癜经验介绍［J］.中医药导报，2006，12（11）：17-18〕

张　琪：桃黄止血汤

【**组成**】大黄 7.5g，桃仁 20g，小蓟 30g，白茅根 30g，生地黄 20g，侧柏叶 20g，栀子 10g（包煎），蒲黄 15g，桂枝 10g。

【**功效**】活血化瘀，清热止血。

【**主治**】血尿，证属热壅下焦、瘀热结滞者。症见尿血色紫，或尿如酱油色，或镜下血尿，排尿涩痛不畅，小腹胀，便秘，手足心热，或兼咽痛，扁桃体红肿，舌质暗红或舌尖红少津，苔白燥，脉滑数有力。

【**用法**】水煎服，每日 1 剂，分早晚 2 次服。

【**经验**】张老在本方中采用生大黄泻下攻积，清热泻火解毒、活血祛瘀，又能通利小便，清热止血；桃仁活血化瘀、润肠通便；大黄与桃仁配伍即取法《伤寒论》桃仁承气汤之意，治疗下焦蓄血；桂枝温通以防寒凝；小蓟、白茅根、生地黄、侧柏叶、栀子、蒲黄凉血清热止血，临床用于治疗各种肾病引起的顽固血尿疗效满意。〔孙元莹，吴深涛，王暴魁.张琪教授治疗过敏性紫癜经验介绍〔J〕.中医药导报，2006，12（11）：17-18〕

张 琪：益气养阴摄血合剂

【组成】侧柏炭 20g，大黄 10g，阿胶 10g（包煎），蒲黄炭 15g，生地黄 25g，熟地黄 25g，黄芪 30g，党参 20g，血余炭 15g，地榆 20g，小蓟 30g。

【功效】益气养阴，摄血止血。

【主治】血尿，证属气阴两虚者。症见反复血尿，伴有周身乏力，气短心悸，腰膝酸软，咽干口燥，手足心热，舌淡，脉沉数或细数无力。

【用法】水煎服，每日 1 剂，分早晚 2 次服。

【经验】张老在本方中采用黄芪补气；熟地黄、生地黄、阿胶滋阴益气以固摄；血余炭止血，标本兼顾。但此时若单纯见血止血，则使血更难止，必以补气滋阴从本论治，方能达到固涩止血的效果。

〔孙元莹，吴深涛，王暴魁.张琪教授治疗过敏性紫癜经验介绍〔J〕.中医药导报，2006，12（11）：17-18〕

张　琪：知柏地黄汤加味

【组成】熟地黄 20g，山茱萸 15g，山药 15g，茯苓 15g，牡丹皮 15g，泽泻 15g，知母 10g，黄柏 10g，龟甲 20g，地骨皮 15g，女贞子 20g，墨旱莲 15g，黄芪 20g，党参 30g，甘草 15g。

【功效】滋阴清热，摄血止血。

【主治】血尿，证属阴虚内热者。症见蛋白尿、血尿日久不愈，伴有腰酸膝软，手足心热，心悸气短，头晕耳鸣，尿色黄赤，舌红少苔，脉细数或沉数。

【用法】水煎服，每日1剂，分早晚2次服。

【经验】张老在本方中采用知柏地黄汤以滋肾降相火；党参、黄芪益气固涩，既治阴虚火旺之血尿，又可治气不摄血之蛋白尿，具有双重功效；加入龟甲与知母、黄柏配伍，增强滋阴降火之力；女贞子、墨旱莲、地骨皮滋阴降火，对于阴虚火旺、肾失封藏之血尿尤为适宜。〔孙元莹，吴深涛，王暴魁.张琪教授治疗过敏性紫癜经验介绍［J］.中医药导报，2006，12（11）：17-18〕

张 琪：加味逍遥散

【**组成**】当归 15g，白芍 25g，柴胡 15g，茯苓 15g，白术 15g，薄荷 10g，甘草 10g，牡丹皮 15g，焦栀子 10g，香附 10g，棕炭 15g，贯众炭 15g，黄芩炭 15g，生姜 10g。

【**功效**】疏肝清热，收涩止血。

【**主治**】崩漏，证属肝旺脾虚者。

【**用法**】水煎服，每日 1 剂，分早晚 2 次服。

【**经验**】张老在本方中采用当归、白芍以养血敛阴柔肝，平肝气之亢，尤其重用白芍取其酸敛益阴柔肝利脾；肝气旺则伤脾，故用白术、茯苓、甘草以健脾和中，脾土旺生金，反过来以制木，此肝与脾之相互关系；柴胡、薄荷疏畅肝气以散郁；生姜温胃和中；牡丹皮、栀子清热凉血。此八味逍遥散原方，张老则变通重用白芍，加香附以疏肝气之郁，棕炭性涩以止血，贯众、黄芩皆用炭，取其既清热又涩以止血，临床辨证凡属此类崩漏症，用之无不奏效。
〔张少麟，张玉梅.张琪治崩漏证经验〔J〕.黑龙江中医药，1996（4）：1-2〕

张 琪：补肾固摄汤

【组成】熟地黄30g，山茱萸20g，山药20g，枸杞子15g，茯苓
10g，龙骨20g，牡蛎20g，白芍20g，海螵蛸20g，酒黄芩15g，焦
栀子10g，牡丹皮15g，棕炭20g，甘草10g。

【功效】滋补肝肾，清热凉血固摄。

【主治】崩漏，证属肝肾阴虚者。症见腰骶酸痛，下肢软弱，心
悸气短，手足心热，咽干口燥，月经淋沥不断或下血量多色红，脉
虚数或浮大无力、按之空豁。

【用法】水煎服，每日1剂，分早晚2次服。

【经验】张老在本方中采用熟地黄、山茱萸补肝肾之阴以涵木；
白芍敛阴柔肝以和营；龙骨、牡蛎、海螵蛸、棕炭收敛固摄以止血；
此固本之治，热不除则血难谧，故佐以牡丹皮清血中伏热；黄芩、
栀子以清热止血、标本兼顾，用于此类崩漏疗效颇著。〔张少麟，张
玉梅.张琪治崩漏证经验［J］.黑龙江中医药，1996（4）：1-2〕

张　琪：犀角地黄汤加减

【组成】生地黄 12g，水牛角 15g，粉牡丹皮 10g，小蓟 10g，生大黄 5g，枸杞子 10g，墨旱莲 10g，炙僵蚕 5g，甘草 3g。

【功效】清热解毒，凉血消瘀。

【主治】紫癜，证属内热炽盛、迫血妄行者。

【用法】水煎服，每日 1 剂，分早晚 2 次服。

【经验】张老在本方中采用生地黄、牡丹皮、小蓟以凉血止血；大黄泄热毒，行瘀血，长于止血，并有升高血小板作用；水牛角清热解毒，凉血，定惊；枸杞子、墨旱莲滋阴补肾；炙僵蚕清热解毒；甘草则调和诸药。〔杨世兴 . 碥石集 · 第四集 · 著名中医学家经验传薪［M］. 西安：陕西科学技术出版社，2003，95-96〕

张 琪：经验方1

【组成】生地黄 20g，熟地黄 20g，生山药 20g，阿胶 15g（烊化），白芍 15g，龙骨 20g，牡蛎 20g，海螵蛸 20g，茜草 20g，白头翁 15g，金樱子 15g，龟甲 20g。

【功效】滋阴凉血，收敛止血。

【主治】血尿，证属肾阴亏耗、相火妄动者。症见头昏腰酸，倦怠乏力，五心烦热，尿色乳白或浑浊，尿路涩痛、时作时止，肉眼或镜下血尿，舌红、苔白少津，脉细数。

【用法】水煎服，每日 1 剂，分早晚 2 次服。

【经验】张老在本方中采用熟地黄、生地黄、阿胶、龟甲、生山药以滋补肾阴；白芍养血敛阴；白头翁味苦而涩，清热凉血，又于凉血中有固涩之功；海螵蛸收敛止血；茜草性寒凉血止血；金樱子、龙骨、牡蛎收敛固涩。诸药相伍，共奏滋阴益肾、凉血止血之效。〔孙元莹，吴深涛，王暴魁 . 张琪教授治疗过敏性紫癜经验介绍［J］. 中医药导报，2006，12（11）：17-18〕

张 琪：经验方 2

【组成】紫草 15g，牡丹皮 15g，侧柏叶 20g，茜草 20g，仙鹤草 30g，白茅根 30g，生地黄 15g，焦栀子 10g，小蓟 30g，蒲黄 15g，海螵蛸 15g，白芍 20g，当归 15g，桂枝 15g，玄参 15g，麦冬 15g，金银花 30g，连翘 20g，甘草 15g。

【功效】清热解毒，凉血止血。

【主治】紫癜，证属毒热蕴结、迫血妄行者。临床多见于过敏性紫癜性肾炎。症见双下肢皮下出血，不痒，咽部充血，大便日一行，舌质红，苔薄白，脉滑数。

【用法】水煎服，每日 1 剂，分早晚 2 次服。

【经验】张老在本方中采用紫草、牡丹皮、生地黄、侧柏叶、仙鹤草、白茅根、小蓟以清热凉血；焦栀子、金银花、连翘清热解毒；茜草、海螵蛸、蒲黄止血。为防血止留瘀，方中蒲黄、当归、茜草、仙鹤草、白茅根、紫草又具有理血滞、散瘀血之功，因热伤津液，故又伍以桂枝、白芍、玄参、麦冬、当归、甘草以酸甘化阴，养血生津。如此相伍，则热毒得解，血止瘀散。〔刘淑红．国医大师张琪教授辨治小儿过敏性紫癜验案赏析［J］．光明中医，2011，26（2）：212-214〕

张学文：黄土汤加味

【组成】灶心黄土 60g（先煎），熟地黄 15g，附片 10g（先煎），阿胶 10g（烊化），太子参 15g，茯神 15g，炒白术 12g，炙甘草 6g，炒枣仁 15g，百合 15g，田七粉（冲服）6g，焦山楂 15g，蒲黄炭 12g，广木香 6g。

【功效】健脾养心，温运中州，和络止血。

【主治】便血，证属心脾亏损、中阳虚滞、血失统摄者。症见神情紧张，多疑善虑，面色不华，肌肤瘦削，神疲乏力，纳差腹胀，大便溏，舌质暗淡，苔薄白，脉濡弦。

【用法】水煎服，每日 1 剂，分早晚 2 次服。

【经验】张老认为，本病多由劳伤心脾，耗损气血，心脾亏损，阳虚气滞，血失所主，不能导血归经，血因停蓄，蓄久则络损血溢所致。正如经云："阳络伤则血外溢，阴络伤则血内溢。"故而张老治之初以黄土汤温运中阳，养血止血；并辅太子参、茯神、炙甘草、酸枣仁、百合健脾益气，养心安神；酌配田七粉、焦山楂、蒲黄炭和络化瘀止血，木香顺气。待中阳复常后可去附片等辛燥之品，加炙黄芪等以益气养血，继之便血止后，选加枸杞子、山茱萸等血肉有情之品以滋养精血善其后。〔李桥.张学文血证验案举隅［J］.黑龙江中医药，1993（5）：30-31〕

张学文：清营汤

【组成】水牛角 10g，玄参 15g，生地黄 20g，麦冬 15g，金银花 15g，连翘 10g，黄连 6g，竹叶 10g，丹参 20g，紫草 10g。

【功效】清热解毒，凉血消瘀。

【主治】紫癜，证属热盛迫血、血溢脉外者。症见皮肤出现紫红色的瘀点、瘀斑，以下肢最为多见。紫斑形状不一，大小不等，有的甚至互相融合成片。发热，口渴，便秘，尿黄，常伴鼻衄、齿衄，或有腹痛，甚则尿血，便血。舌质红、苔薄黄，脉弦数或滑数。

【用法】水煎服，每日 1 剂，分早晚 2 次服。

【经验】张老在本方中采用水牛角、玄参、生地黄、麦冬以养阴清热凉血；金银花、连翘、黄连、竹叶清热解毒；丹参散瘀；紫草凉血止血，化瘀消斑。对于热毒炽盛、发热、口干欲饮、烦躁不安、紫斑密集而广泛者，可加重水牛角、生地黄用量，并酌加石膏、龙胆，冲服紫雪丹，以加强清热泻火解毒的作用，合用三七或云南白药以加强止血化瘀的作用。热邪郁滞胃肠，气血郁滞，而见腹痛者，酌加白芍、甘草、五灵脂、蒲黄缓急止痛。热伤肠络而兼见便血者，可加槐花、地榆凉血止血。〔周海萤，李军. 张学文诊治过敏性紫癜思路探讨［J］. 中医杂志，2012，53（9）：733-735〕

张学文：茜根散加减

【组成】茜草 15g，黄芩 10g，阿胶 10g，侧柏叶 12g，生地黄 15g，甘草 3g，三七 3g，牡丹皮 10g，紫草 10g。

【功效】滋阴清热，安络止血。

【主治】紫癜，证属阴虚火旺、灼伤血脉者。症见皮肤瘀点、瘀斑，色红或紫红，时轻时重，或有鼻衄、齿衄。常伴头晕，乏力，心烦，肌肤作热或手足心热，或有潮热，盗汗。舌质红，苔少，脉细数。

【用法】水煎服，每日 1 剂，分早晚 2 次服。

【经验】方中茜草、侧柏叶、黄芩清热凉血止血；生地黄、阿胶滋阴养血止血；适用于阴虚火旺之偏于血热者，可加牡丹皮、紫草凉血止血；甘草调中解毒。阴虚较甚者，可酌加玄参、龟甲、女贞子、墨旱莲等育阴清热之品。阴虚火旺者也可用玉女煎化裁，以石膏、知母清阳明胃热；熟地黄、麦冬滋阴养液；牛膝活血化瘀，导热下行。阴虚火旺而胃热较盛，胃火上炎，兼见齿衄、鼻衄者，可加入牡丹皮、紫草凉血活血、化瘀消斑。肾阴亏虚而火热不甚者，可用知柏地黄丸滋阴补肾，加茜草根、紫草凉血止血、化瘀消斑。

〔周海蜇，李军. 张学文诊治过敏性紫癜思路探讨［J］. 中医杂志，2012，53（9）：733-735〕

张学文：归脾汤加减

【组成】人参 10g，黄芪 20g，白术 15g，当归 10g，酸枣仁 15g，龙眼肉 10g，木香 6g，茯神 10g，仙鹤草 30g，山茱萸 10g，甘草 3g。

【功效】益气摄血，健脾养血。

【主治】紫癜，证属气不摄血、血溢脉外者。症见斑色紫暗淡，多呈散在性出现，时起时消，反复发作，过劳则加重。神情倦怠，心悸，气短，头晕，目眩，食欲不振，面色苍白或萎黄。舌质淡、苔白，脉弱。

【用法】水煎服，每日 1 剂，分早晚 2 次服。

【经验】张老以归脾汤、四君子汤及当归补血汤为基础，既益气养血又可补气摄血。配伍龙眼肉、大枣以健脾养血；酸枣仁以养心安神；木香理气健脾，可使补而不滞。酌加仙鹤草、山茱萸等收敛益肾止血。〔周海蜇，李军.张学文诊治过敏性紫癜思路探讨〔J〕.中医杂志，2012，53（9）：733-735〕

周仲瑛：犀角地黄汤加味

【组成】水牛角 15g，生地黄 15g，牡丹皮 15g，赤芍 15g，苍耳草 15g，紫草 15g，地肤子 15g。

【功效】凉血止血，活血退斑。

【主治】紫癜，证属瘀热互结者。临床多见于过敏性紫癜。症见四肢皮肤紫癜，渐至全身皮疹，初时疹色鲜红，下肢为多，关节酸痛，但无红肿。

【用法】水煎服，每日 1 剂，分早晚 2 次服。

【经验】周老在本方中用水牛角清热解毒、凉血止血，生地黄滋阴清热、凉血止血，二药相伍，共为君药；牡丹皮泻血中伏热、凉血散瘀为臣药；赤芍凉血和营、泄热化瘀。全方共奏清热解毒、凉血化瘀之功。〔季建敏，史锁芳，董筠．周仲瑛"瘀热血溢"学说论治过敏性紫癜［J］．中国中医急症，2009，18（9）：1463-1464〕

周仲瑛：经验方 1

【组成】大生地黄 15g，山茱萸 10g，制首乌 10g，白芍 10g，黄精 10g，阿胶珠 10g，女贞子 10g，墨旱莲 12g，地锦草 15g，牡丹皮 10g，肿节风 20g，鸡血藤 15g，茜草根 10g，仙鹤草 15g，血余炭10g，花生衣 20g，炙甘草 3g。

【功效】滋肾养肝，凉血化瘀。

【主治】紫癜，证属肝肾亏虚者。临床多见于特发性血小板减少性紫癜。症见鼻腔，牙龈出血，皮肤瘀斑反复发作，肌肤散见瘀斑，偶有齿衄，月经量多，神疲乏力，腰酸腿软，夜寐梦多，口干欲饮，二便尚调。舌质暗红，苔薄黄，脉细数。

【用法】水煎服，每日 1 剂，分早晚 2 次服。

【经验】周老在本方中用生地黄、牡丹皮以滋阴清热凉血；墨旱莲、地锦草、肿节风清热解毒凉血，活血消斑散瘀；山茱萸、制首乌、黄精、女贞子滋补肝肾；白芍养阴柔肝和营；阿胶、鸡血藤补血活血；花生衣滋阴补血；仙鹤草、血余炭凉血止血；甘草调和诸药。

〔陈健一．周仲瑛从瘀热论治特发性血小板减少性紫癜学术经验〔J〕．北京中医药，2010，29（12）：903-904〕

周仲瑛：经验方2

【组成】水牛角片15g（先煎），白鲜皮15g，地肤子15g，海桐皮15g，赤芍12g，生地黄12g，白薇12g，紫草10g，地龙10g，玄参10g，制首乌10g，龙胆草5g，生甘草3g。

【功效】凉血化瘀，清热养阴。

【主治】紫癜，证属湿热内淫营血、郁热瘀阻脉络者。临床多见于真性红细胞增多症。症见右足趾麻木，发紫、疼痛，有灼热感，破溃流脓，面部红赤，食纳欠香，舌质暗红，苔厚腻，脉细滑。

【用法】水煎服，每日1剂，分早晚2次服。

【经验】周老在本方中用以水牛角片、赤芍、龙胆草、白薇、紫草活血化瘀，清透血热；制首乌滋补肝肾；生地黄、玄参滋阴清热；地龙活血通络；白鲜皮、地肤子、海桐皮清热祛湿。〔汪红，刘菊妍，顾勤.周仲瑛教授从络热血瘀辨治血液病验案2则〔J〕.新中医，2001，33（4）：7-9〕

周仲瑛：经验方 3

【组成】党参 15g，墨旱莲 15g，枸杞子 12g，水牛角片 12g（先煎），生地黄 12g，鹿角霜 10g，炙龟甲 10g（先煎），阿胶 10g（烊化），赤芍 10g，牡丹皮 10g，血余炭 10g，煅人中白 6g。

【功效】补益气阴，固摄冲任。

【主治】崩漏，证属气阴两虚、阴阳俱损、冲任不固者。症见下肢瘀斑，经潮量多，5～6 天净，周期尚准，平素经常口鼻出血，量多，口臭，饮水不多，半身以上发热，腿足发冷，面色萎黄不华，舌淡偏暗、苔薄腻，脉细弱。

【用法】水煎服，每日 1 剂，分早晚 2 次服。

【经验】周老在本方中用水牛角片、生地黄、赤芍、牡丹皮以凉血清热化瘀；血余炭、煅人中白收敛止血；党参补气生血；龟甲、墨旱莲、枸杞子、鹿角霜等调补肝肾、固护冲任；阿胶补血止血。全方标本兼顾，虚实同治，疗效显著。〔汪红，刘菊妍，顾勤.周仲瑛教授从络热血瘀辨治血液病验案 2 则［J］.新中医，2001，33（4）：7-9〕

路志正：大黄黄连泻心汤加减

【组成】大黄 3g，黄芩 10g，马尾连 4.5g，白茅根 15g，牛膝 9g。

【功效】泻热凉血。

【主治】鼻衄，证属心火刑肺、灼伤血络者。

【用法】水煎服，每日 1 剂，分早晚 2 次服。

【经验】路老在本方中用大黄以泻营分之热，黄芩、马尾连以泻气分之热，二药相伍可奏清热泻痞之功，而白茅根凉血止血，牛膝则引血下行。〔易瑞云．五种泻心汤的临床采用和体会［J］．广西中医药，1984，7（2）：25-27〕

颜德馨：加味清胃散合二甲煎加减

【组成】生槐花 30g，带心连翘 30g，升麻 9g，花生衣 9g，虎杖 15g，生蒲黄 9g（包煎），阿胶 6g（烊化），盐水炒知母 9g，盐水炒黄柏 9g，生地黄 15g。

【功效】滋阴清热，标本同治。

【主治】齿衄，证属肾阴亏虚、阳明火盛者。临床多见于原发性血小板减少症。症见头晕，烦躁，口气作秽，齿龈红肿，渴思而不欲饮。

【用法】水煎服，每日 1 剂，分早晚 2 次服。

【经验】颜老在本方中采用炒知母、炒黄柏、生地黄、虎杖以滋阴清热；升麻、连翘清热解毒；阿胶、花生衣补血活血；生槐花、生蒲黄凉血止血。〔颜乾麟.国医大师颜德馨［M］.北京：中国医药科技出版社，2011，200〕

颜德馨：连朴饮合丹栀逍遥散加减

【组成】黄连 3g，藿香 9g，佩兰 9g，薄荷 4.5g，川厚朴 6g，山栀子 9g，青皮 6g，枳壳 9g，白术 9g，石菖蒲 6g，山楂 9g，神曲 9g，柴胡 9g，蒲黄 9g（包煎），牡丹皮 9g。

【功效】清解湿热，凉血消斑。

【主治】紫癜，证属湿热内蕴、迫血妄行者。临床多见于原发性血小板减少性紫癜。症见皮肤紫斑，舌紫、苔垢腻，脉弦。

【用法】水煎服，每日 1 剂，分早晚 2 次服。

【经验】颜老在本方中用藿香、佩兰、石菖蒲以清热祛湿；黄连、栀子清热解毒；柴胡、青皮、枳壳行气导滞；山楂、神曲消食健脾；牡丹皮凉血散瘀；蒲黄凉血止血。〔颜乾麟.国医大师颜德馨［M］.北京：中国医药科技出版社，2011，201〕

颜德馨：补中益气汤加减

【组成】升麻 12g，黄芪 30g，党参 30g，生蒲黄 9g（包煎），竹节三七 15g，狗脊 9g，续断 9g，杜仲 9g，怀牛膝 9g，柴胡 4.5g，苍术 15g，白术 15g，清炙草 3g，当归 9g，陈皮 6g，生姜 1 片，大枣 6 枚。

【功效】升阳益气，补血健脾。

【主治】血尿，证属气阴两伤、血脉瘀阻者。临床多见于肾下垂。症见肾下垂血尿史经年，面色萎而不华，神疲乏力，腰痛躯酸，夜分少眠，舌紫苔薄，脉沉细。

【用法】水煎服，每日 1 剂，分早晚 2 次服。

【经验】颜老认为，血尿屡治不效，多因"见血止血"之故。本病气随血耗，气虚下陷，不能载物摄血，颜老取"土能载万物"之意，选用补中益气汤以升其清，清升则浊自降。血证总因留瘀于络、瘀不化则血不归于经，故取生蒲黄、竹节三七，瘀去络安，血自归经。其中二术补益之剂健运而不滞胃，又使土厚则载物摄血，有剿抚兼施、气血同治之妙。〔颜乾麟.国医大师颜德馨［M］.北京：中国医药科技出版社，2011，210〕

颜德馨：桃红四物汤加减

【组成】虎杖30g，丹参30g，升麻6g，生地黄12g，赤芍12g，红花9g，当归9g，桃仁9g，川芎3g。

【功效】化瘀止血。

【主治】紫癜，证属血阻络脉者。临床多见于血小板减少性紫癜。症见皮肤瘀斑，神疲乏力，舌暗，脉细涩。

【用法】水煎服，每日1剂，分早晚2次服。

【经验】颜老在本方中用桃仁、红花、赤芍、丹参以活血化瘀；升麻升举阳气；川芎行气活血；生地黄凉血止血；当归补血活血；虎杖散瘀止痛。〔颜乾麟.颜德馨老中医治疗血证的经验［J］.黑龙江中医药，1989（1）：1-3〕

颜德馨：经验方 1

【组成】白茅根 30g，芦根 30g，花蕊石 12g，茜草根 12g，生蒲黄 9g，桃仁 9g，杏仁 9g，薏苡仁 9g，冬瓜仁 9g，土大黄 9g，黛蛤散 9g（包煎），降香 2.4g，川贝粉 1g（吞服）。

【功效】清化痰热，降气止血。

【主治】咳血，证属痰热壅肺灼络、肺气失降上逆者。症见咳嗽阵作，吐痰黄稠，随即咳血鲜红，面色潮红，烦躁不安，口气秽浊，大便干结，自觉腹中有热气上冲，午后尤甚，舌红绛，苔黄腻，脉弦。

【用法】水煎服，每日 1 剂，分早晚 2 次服。

【经验】颜老认为，凡血证上行，或唾或呕或吐，或咳或咯或衄，每每兼见烦躁面赤、胸闷灼热，或腹中热气上冲等，多因气逆所致。气为血帅，气有余便是火，火盛则气逆，气逆则血溢于上。《血证论》谓"治病之法，上者抑之，必使气不上奔，斯血不上溢"，故治血必须治气，降气即是降火，火降则气不上升，则血无溢出窍之患。颜老主张运用降气法应根据出血部位的不同而辨证用药，本方中白茅根、茜草根、蒲黄凉血止血；黛蛤散清热利肺，降逆除烦；降香降气利肺；桃仁、薏苡仁、杏仁、川贝母、冬瓜仁清热化痰；花蕊石化瘀止血。此外，颜老还常采用外治法以降气止血，如鸡蛋清调大黄末敷太阳穴，姜汁调附子末敷涌泉穴以导气趋下。

〔颜乾麟.颜德馨老中医治疗血证的经验〔J〕.黑龙江中医药，1989（1）：1-3〕

颜德馨：经验方 2

【组成】知母 9g，牡丹皮 9g，生蒲黄 9g，阿胶 9g，黄柏 6g，血余炭 9g，甘草梢 3g，小蓟炭 9g，泽泻 9g，杜仲 9g，白茅根 15g，玉米须 15g，藕节 18g。

【功效】滋阴降火安血络。

【主治】血尿，证属肾阴亏损、虚火伤络者。症见子宫癌，镭锭治疗后出现尿血，反复发作，无疼痛感，唯右髋骨痛连及尾椎，时觉内热口干，舌质红，苔薄白边紫，脉细弦。

【用法】水煎服，每日 1 剂，分早晚 2 次服。

【经验】颜老在本方中用知母、牡丹皮、黄柏以滋阴清热；生蒲黄、血余炭、小蓟炭、白茅根、藕节化瘀止血；泽泻、玉米须利尿通淋；阿胶补血止血；杜仲滋阴补肾。〔颜乾麟.国医大师颜德馨 [M].北京：中国医药科技出版社，2011，209〕

颜德馨：经验方 3

【组成】三棱 9g，莪术 9g，海藻 9g，丹参 15g，红花 9g，桃仁 9g，赤芍 9g，生蒲黄 15g（包煎），五灵脂 9g，川芎 9g，水蛭 4.5g，川牛膝 9g，防风 9g，生牡蛎 30g（先煎）。

【功效】活血化瘀。

【主治】齿衄，证属血热炽盛者。症见牙龈出血，口气秽浊，舌暗，脉数。

【用法】水煎服，每日 1 剂，分早晚 2 次服。

【经验】颜老在本方中用丹参、桃仁、红花、赤芍以活血化瘀；三棱、莪术、水蛭、海藻、生牡蛎破气散结；生蒲黄、五灵脂化瘀止血；川芎行气活血；牛膝引血下行。〔屠执中.颜德馨治疗血液病验案 3 则［J］.中医杂志，1997，38（5）：273-274〕

颜德馨：经验方4

【**组成**】鹿角片9g，熟地黄15g，龟甲15g（先煎），鳖甲15g（先煎），生牡蛎30g（先煎），生蒲黄9g（包煎），生槐花30g，带心连翘30g，当归9g，升麻9g，水牛角30g（先煎），牡丹皮9g，赤芍9g，阿胶9g（烊化），黄芪30g。

【**功效**】滋阴补阳，益气养血。

【**主治**】紫癜，证属气虚血亏者。症见皮肤紫癜，面色萎黄，神疲乏力，舌淡苔薄，脉细。

【**用法**】水煎服，每日1剂，分早晚2次服。

【**经验**】颜老认为气虚血亏为本病之根本。气虚当治以黄芪为主，辅以升麻；血亏当治以熟地黄为主，佐以当归；启用三甲，合以凉血护营之品。综观全方，补中有化、化中有潜、潜中有滋、滋中有调，形成一个脏气相生的环路，因而获效。〔屠执中.颜德馨治疗血液病验案3则［J］.中医杂志，1997，38（5）：273-274〕

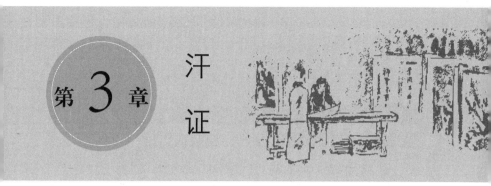

第**3**章 汗证

　　汗证是指以汗出异常为主要临床表现的病证。以白昼时时汗出、动辄益甚者，称为自汗；寐中汗出，醒来自止者，称为盗汗。汗证多因病后体虚、表虚受风、思虑烦劳过度、情志不遂、嗜食辛辣等致阴阳失调，腠理不固，从而汗液外泄失常。其治当以固涩敛汗为法，肺卫不固证治以益气固表，心血不足证治以养血补心，阴虚火旺证治以滋阴降火，邪热郁蒸证则当清肝泄热，化湿和营。凡现代医学中的甲状腺功能亢进、植物神经功能紊乱、风湿热、结核病等所致的汗出异常症状均可参考本章辨证论治。

　　本章收录了朱良春、张琪、周仲瑛、路志正、颜正华等国医大师治疗本病的验方14首。朱良春从肾阳虚、湿郁阳虚辨治盗汗；张琪从阴虚内热辨治汗证；周仲瑛从湿热、表卫不固论治，善用经方加减；路志正认为本病虚证虽多，实证也不少，虚实兼见更为常见，故临证应首辨病性、次定病位、分清正邪主从而辨证治疗，多从湿热辨治，兼以顾护阴液；颜正华多从心肾不交和湿浊内阻来论治汗证。

朱良春：二仙附桂龙牡汤

【组成】淫羊藿 15g，仙茅 10g，制附子 10g，肉桂 10g，生黄芪 15g，煅龙骨 15g，煅牡蛎 15g，炒白芍 9g，五味子 9g，碧桃干 5 枚。

【功效】温补肾阳，益气固表敛汗。

【主治】盗汗，证属肾阳势微、卫气不固者。症见寝汗，寐则盗汗如洗，夜半醒来扪之冰手，面白神疲、形瘦、腰酸怯冷，伴恶寒肢冷、胸闷、气短、心悸、小便清长等症。舌淡苔白，脉虚无力，右尺难及。

【用法】水煎服，每日 1 剂，分早晚 2 次服。

【经验】朱老指出："汗证固有阳虚阴虚之别，但不可拘泥于自汗必阳虚，盗汗必阴虚。"张景岳论汗证指出："凡治阴汗者，当察气虚之微甚，微虚者，略扶正气，其汗自收；其虚者，非速救元气不可，即姜、桂、附子之属，必所当用。"方中用附子合淫羊藿、仙茅"二仙"温运肾阳，以振奋诸脏阳气、培补肾阳外，其寓意妙在"二仙"燮理阴阳、调和气血；用肉桂引火归元，息无根之火；助以龙骨、牡蛎滋潜，镇安已返之阳，勿使再浮。阳复阴应，阴阳交济还需炒白芍、五味子、碧桃干酸收敛降之品，敛肝敛肺、滋肾、生津、收汗、涩精，且能摄气归元。盖温阳之中加以收敛，乃得阴阳交济之功。方中附子伍黄芪为"芪附汤"，乃治自汗盗汗之名方，观《伤寒论》桂枝加附子汤，治遂漏不止。乃附子既可温里，又能固表，不但能温里以固表，且能固表以温里，但附子只能温气，黄芪乃能补气，黄芪协附子，既能补气，又能温气。附子能通达上下，可升可降，可表可里，随所伍而异其用也。〔邱志济，朱建平，马璇卿．朱良春治疗寝汗辨证论治和用药经验选析［J］．辽宁中医杂志，2003，30（1）：14-15〕

朱良春：藿朴夏苓汤合五苓散加减

【组成】藿香 10g，佩兰 10g，厚朴 10g，猪苓 10g，茯苓 10g，杏仁 10g，薏苡仁 20g，炒白术 20g，泽兰 15g，泽泻 15g，白蔻仁 6g，半夏 6g，桂枝 6g。

【功效】宣化畅中，化湿行气。

【主治】汗证，证属湿郁阳虚者。症见盗汗，头昏，身困，神倦，纳呆，舌淡苔腻，体胖嫩，边有齿痕，脉濡缓。

【用法】水煎服，每日 1 剂，分早晚 2 次服。

【经验】朱老认为，本病是由湿邪困阻，致卫阳不通，至夜阴盛，卫气行里，表卫更虚，阴液趁虚而泄，发为盗汗。方中藿香、佩兰、厚朴、半夏、茯苓、白蔻仁宣化畅中，芳香化湿；猪苓、薏苡仁、泽兰、泽泻、桂枝、白术化气行水，使湿化而阳气自复，故盗汗止。〔邱志济，朱建平，马璇卿. 朱良春治疗寝汗辨证论治和用药经验选析［J］. 辽宁中医杂志，30（1）：14-15〕

张　琪：当归六黄汤合桂枝加龙骨牡蛎汤加减

【组成】当归20g，黄芪20g，黄柏10g，黄芩10g，黄连10g，生地黄15g，熟地黄15g，麻黄根10g，五倍子15g，龙骨20g，牡蛎20g，桂枝15g，白芍15g，甘草15g，山药20g，扁豆15g。

【功效】益气固表，健脾滋阴。

【主治】汗证，证属阴虚内热、气虚、表虚又兼脾虚者。症见自汗出，每汗出前身体烘热，汗出如洗，亦可见盗汗，失眠多梦，口干口苦，大便溏薄，舌质紫暗，苔干无津，脉沉细。

【用法】水煎服，每日1剂，分早晚2次服。

【经验】张老在本方中采用当归、黄芪、黄柏、黄芩、黄连、生地黄、熟地黄以滋阴降火，益气固表；桂枝、龙骨、牡蛎、麻黄根、五倍子、白芍以助收敛固表；山药、扁豆以健脾止泻。〔代晓光，陈晶，张琪.国医大师张琪教授治疗一例疑难病案体会［J］.中医药信息，2011，28（3）：34-35〕

周仲瑛：当归六黄汤合白虎汤加减

【组成】川黄连 5g，炒黄芩 10g，黄柏 10g，生地黄 15g，麻黄根 10g，煅龙骨 20g（先煎），煅牡蛎 25g（先煎），法半夏 10g，生石膏 25g（先煎），知母 10g，丹参 15g，浮小麦 30g，糯稻根 20g，碧桃干 20g。

【功效】清热化湿，固涩敛汗。

【主治】汗证，证属湿热郁蒸、阳明热盛、营阴耗伤者。症见汗出较多，动则益甚，无分冬夏。怕热，头颈胸部汗出为多，口唇红赤，口干。舌质暗红，苔黄薄腻，脉濡滑兼数。

【用法】水煎服，每日 1 剂，分早晚 2 次服。

【经验】周老以当归六黄汤、白虎汤为主方加减化裁，方中重用连、芩、柏等苦燥之品清热燥湿；配法半夏加强燥湿之力，又制苦寒过盛；配生地黄既可养阴，又可防苦燥伤阴之弊；阳明热盛，伍以生石膏制阳明内盛之热，除烦止渴，与知母相须为用（白虎汤意），加强清热生津之效，麻黄根、煅龙骨、煅牡蛎、浮小麦、糯稻根、碧桃干固涩敛汗，增强止汗之功，丹参凉血活血。本方总以清化湿热，清热生津，固涩敛汗为主，同时注意顾护阴液。湿热去则阴津自复，腠理固则自汗能平。〔李柳，方樑，郭立中.周仲瑛教授辨治汗证验案 2 则［J］.环球中医药，2012，5（6）：449-450〕

周仲瑛：桂枝龙骨牡蛎汤合牡蛎散加减

【组成】炙桂枝 10g，炒白芍 10g，炙甘草 5g，煅龙骨（先煎）25g，煅牡蛎（先煎）30g，生黄芪 20g，浮小麦 30g，麻黄根 10g，糯稻根 20g，怀山药 15g，焦白术 10g，碧桃干 15g，丹参 12g。

【功效】益气固表，敛阴止汗。

【主治】汗证，证属表虚卫弱、营卫不和、阳不敛阴者。症见盗汗，无分冬夏，汗出肤冷，多发于夜半以后，湿透衣襟，怕冷，大便偏稀，舌质暗淡，苔淡黄薄腻，脉濡滑。

【用法】水煎服，每日 1 剂，分早晚 2 次服。

【经验】周老以仲景之桂枝龙骨牡蛎汤调阴阳，和营卫。其中，桂枝、白芍合用，一散一收，调和营卫；桂枝、甘草辛甘化阳，芍药、甘草酸甘化阴，寓"补阴求阳"之义；重用龙骨、牡蛎潜阳敛阴；并《太平惠民合剂局方》之牡蛎散（黄芪、麻黄根、牡蛎）敛阴止汗，益气固表；山药、白术健脾补肺；浮小麦、糯稻根、碧桃干固涩敛汗，加强止汗之功。〔李柳，方樑，郭立中.周仲瑛教授辨治汗证验案 2 则［J］.环球中医药，2012，5（6）：449-450〕

路志正：归脾汤合二至丸、生脉饮化裁

【组成】党参 9g，黄芪 9g，炒白术 9g，云苓 9g，当归 12g，炒枣仁 12g，天冬 9g，墨旱莲 12g，广木香 9g（后下），五味子 6g。

【功效】调理心脾，滋阴益肾。

【主治】盗汗，证属心脾两虚、肾气不足者。症见盗汗日久，兼见头晕，目眩，心悸，失眠，多梦，精神萎靡，四肢倦怠乏力，语声低怯，面色萎黄，舌质淡、边有齿痕，苔薄白，脉沉细。

【用法】水煎服，每日 1 剂，分早晚 2 次服。

【经验】路老认为，本病乃因脾气虚弱，运化失健，土不生金，肺卫失固，故汗液失统；肾主五液，加之真元不充，封藏不固，而致汗液泄越。治疗当取归脾汤合二至丸、生脉饮，其中党参、黄芪、炒白术、云苓、当归、炒枣仁健脾养心，墨旱莲、天冬补肾填精，五味子敛阴，诸药合用，从而达到卫气充、阴津复、盗汗止的霍然效果。〔李平.路志正对汗证辨治经验举隅〔J〕.中医杂志,1991（8）：12-13〕

路志正：经验方1

【组成】青蒿9g，茵陈9g，黄芩9g，栀子9g，竹茹12g，陈皮12g，半夏6g，紫苏梗12g，通草3g，六一散15g（包煎），大黄1.5g（后下）。

【功效】清泄肝胆湿热。

【主治】盗汗，证属湿热内蕴、肝胆不利者。症见盗汗，湿衣濡被，并脘满腹胀，纳呆，夜寐欠安，梦境纷纭，咽干，口苦，头晕，溲赤量少，大便硬结，面黄垢腻，如蒙尘秽，舌质红，苔薄腻，脉濡数。

【用法】水煎服，每日1剂，分早晚2次服。

【经验】路老认为，肝为刚脏，职司疏泄，本病多由湿热内蕴，邪热内迫，肝之疏泄、升腾太过而致盗汗。方中茵陈、黄芩、六一散、栀子清利肝胆、泄热除湿；紫苏梗、陈皮行气畅中，半夏、陈皮和胃化浊；青蒿入少阳，清泄肝胆湿热，引经报使；通草导热邪从小便而出；少佐大黄通腑泄热，俾邪从大便而解。〔李平.路志正对汗证辨治经验举隅［J］.中医杂志，1991（8）：12-13〕

路志正：经验方 2

【组成】桑叶 9g，杏仁 9g，枇杷叶 9g，款冬花 9g，豆衣 9g，薏苡仁 20g，木瓜 15g，胆南星 4.5g，芦根 15g，陈皮 6g，桂枝 9g，白芍 15g。

【功效】清肺化痰，调和营卫。

【主治】汗证，证属痰热壅肺、营卫不和者。症见半身汗出淋漓如雨，鼻塞流涕，咳嗽痰多、痰色黄成条，咽干，口苦，平素易怒，舌质红、苔薄白腻，脉弦滑。

【用法】水煎服，每日 1 剂，分早晚 2 次服。

【经验】路老认为，痰湿邪热蕴结于肺，宣肃失司，肺合皮毛，开阖不利，是其关键。治疗首宜祛邪，以清化痰热，宣肺和营为先。〔李平．路志正对汗证辨治经验举隅〔J〕．中医杂志，1991（8）：12-13〕

路志正：经验方 3

【组成】五爪龙 30g，布扎叶 15g，枇杷叶 12g，莲子心 8g，莲肉 15g，地骨皮 12g，紫苏梗 12g（后下），荷梗 12g（后下），炒杏仁 9g，炒薏苡仁 30g，黄连 10g，盐知母 9g，盐黄柏 9g，生龙骨 30g（先煎），生牡蛎 30g（先煎），虎杖 15g，芦根 20g，白茅根 20g，川牛膝 15g。

【功效】清热利湿，养阴敛汗。

【主治】汗证，证属湿热内蕴，兼有阴分不足者。症见盗汗，形体丰腴，面色润红，口唇暗红，手心热甚，舌质暗红，苔薄黄腻，脉细滑。

【用法】水煎服，每日 1 剂，分早晚 2 次服。

【经验】路老认为，自古虽有自汗阳虚、盗汗阴亏的论点，然验之临床，自汗也可阴虚，盗汗或为阳损，虚证虽多，实证也不少，虚实兼见更为常见。故临证应首辨病性、次定病位、分清正邪主从，以精选方药。本方适用于汗证属湿热内蕴，兼有阴分不足，故以五爪龙、布扎叶、黄连、黄柏、荷梗清热利湿，白茅根、莲子心清热，虎杖、炒薏苡仁、川牛膝利湿，杏仁、紫苏梗理气以利湿化，知母、莲肉、芦根养阴生津，生龙骨、生牡蛎敛汗，诸药合用，既能清热利湿，又能养阴敛汗，临床灵活运用，往往能取良效。〔马秀文 . 国医大师路志正谈汗证［J］. 中医药通报，2011，10（5）：41-42〕

路志正：经验方 4

【组成】藿香 12g（后下），厚朴 12g，半夏曲 12g，茯苓 20g，大腹皮 10g，大腹子 10g，炒杏仁 9g，炒薏苡仁 30g，茵陈 12g，紫苏叶 10g（后下），黄连 8g，炒枳实 15g，六一散 30g（包煎）。

【功效】芳香化湿，宣透膈热。

【主治】汗证，证属表虚卫弱、上热下寒、湿浊滞中者。症见自汗，恶风寒，伴腹痛，膈中微闷，小有烦热，自觉身重，口干欲饮，面微黄白，舌质暗淡，体胖边有齿痕，苔中、根部黄腻少津，脉弦缓。

【用法】水煎服，每日 1 剂，分早晚 2 次服。

【经验】路老用炒杏仁、炒薏苡仁、茯苓蕴三仁汤意，合以藿香、茵陈、大腹皮、六一散，芳化渗湿、利水道而实谷道；厚朴、半夏曲苦温燥湿、和胃以畅中，使恶湿之脾得燥；以紫苏叶升散之势配合大腹子、炒枳实欲升以降，使易壅塞气机之湿邪流通而动；再以紫苏叶、黄连合用是仿栀子豉汤轻清透散胸膈无形之热。又含东垣苦燥升阳泻阴火之妙用。是方以辛香、芳化、渗利、苦燥使困脾之湿得以速去，风以腾湿散表，升阳逆流止泄。〔杨惠卿.路志正和表里调上下治愈汗证举隅［J］.世界中西医结合杂志，2013，8（4）：336-338〕

路志正：经验方5

【组成】生黄芪 12g，炒白术 10g，防风 8g，竹茹 12g，半夏曲 12g，茯苓 15g，焦山楂 12g，焦神曲 12g，黄连 6g，石见穿 15g，娑罗子 12g，炙甘草 6g，生姜 1 片作引。

【功效】益气固表，和胃降浊。

【主治】汗证，证属表虚自汗、胃失和降者。症见自汗，恶风，口干，时泄泻，腹部隐痛不适，面微黄，舌质暗淡，舌体胖边有齿痕，苔薄白，脉弦缓。

【用法】水煎服，每日 1 剂，分早晚 2 次服。

【经验】路老以生黄芪、防风、炒白术玉屏风固表，健脾实内、升阳止痢；半夏曲、黄连、生姜辛开苦降，取自半夏泻心汤意；茯苓、焦山楂、焦神曲、竹茹、炙甘草意在和中、化浊、安胃固本；石见穿、娑罗子行气畅中。本方表里内外并治、上下寒热同调，疗效明显。〔杨惠卿. 路志正和表里调上下治愈汗证举隅 [J]. 世界中西医结合杂志，2013，8（4）：336-338〕

路志正：经验方 6

【组成】藿香梗 12g，荷梗 12g，佩兰 12g，炒杏仁 9g，枇杷叶 10g，炒薏苡仁 30g，半夏曲 12g，炒苍术 12g，生麦芽 30g，生谷芽 30g，茵陈 12g，苦参 10g，土茯苓 20g，车前草 20g，黄柏 8g，厚朴 10g，生龙骨 30g，生牡蛎 30g，川牛膝 12g。

【功效】开达上焦，燥化中焦，清利下焦，潜阳涩表。

【主治】汗证，证属湿热遏伏三焦、气郁浮亢于上者。症见自汗出，伴心悸，胸闷，大便黏，烦躁不安，双下肢怕冷，口干，口黏，口苦，梦多纷纭，面色晦暗，体态肥胖，舌质暗红，苔黄腻，脉沉细。

【用法】水煎服，每日 1 剂，分早晚 2 次服。

【经验】方中炒杏仁、枇杷叶宣上开达肺气，以通调水道，开气门透郁热；藿荷梗、佩兰、炒薏苡仁、半夏曲、炒苍术、厚朴、生谷芽、生麦芽芳香畅中，和降胃气，运化中州；车前草、黄柏、苦参、土茯苓苦燥清利下焦，渗湿于热下，使水走膀胱给湿以去路。路老此方药行三路，使三焦分治通利上下。生龙骨、生牡蛎则重镇潜阳，外涩漏汗；牛膝导引下行，使郁滞湿热外透内利，分消走泄。

〔杨惠卿.路志正和表里调上下治愈汗证举隅〔J〕.世界中西医结合杂志，2013，8（4）：336-338〕

颜正华：经验方1

【组成】黄芪30g，炒枣仁30g（打碎），柏子仁15g，炒白术12g，茯苓30g，焦麦芽12g，焦山楂12g，焦神曲12g，炒枳壳10g，煅龙骨30g（打碎、先煎），煅牡蛎30g（打碎、先煎），五味子10g，麻黄根10g，牛膝12g，桑枝15g，桑寄生30g。

【功效】养心安神，补肾敛汗。

【主治】汗证，证属心肾不交、气阴两虚者。症见盗汗，牙龈萎缩、疼痛、牙齿松动，指甲易断，动则气喘，偶自汗，纳可，失眠，便稀，舌质淡、中有裂纹，苔薄白，脉弦缓。

【用法】水煎服，每日1剂，分早晚2次服。

【经验】颜老运用炒枣仁、柏子仁以养心安神；牛膝、桑寄生补肾强筋骨；煅龙骨、煅牡蛎、五味子、麻黄根敛汗；黄芪、炒白术、茯苓、焦麦芽、焦山楂、焦神曲健脾。诸药合用，药证合拍，故药到病除。〔吴嘉瑞，张冰，康琛.颜正华诊疗汗证经验探析［J］.中国中医药信息杂志，2012，19（8）：88-89〕

颜正华：经验方 2

【组成】藿香 10g，佩兰 10g，清半夏 10g，猪苓 10g，茯苓 30g，杏仁 10g（后下），薏苡仁 30g（打碎），滑石 15g（包煎），炒神曲 12g，炒枳壳 10g，佛手 6g。

【功效】化湿和胃，兼和营卫。

【主治】汗证，证属湿浊内阻、营卫失和者。症见汗出恶风，恶寒，头重如裹，鼻衄，胃胀痛、食凉后加重，纳呆，口干苦，眠安，二便调，舌质暗，苔黄腻，脉濡细。

【用法】水煎服，每日 1 剂，分早晚 2 次服。

【经验】颜老以藿香、佩兰化湿，清半夏、杏仁化痰，猪苓、茯苓、薏苡仁、滑石利湿，炒神曲健脾开胃，炒枳壳、佛手行气。诸药合用，以求湿浊去，脾胃健。〔吴嘉瑞，张冰，康琛 . 颜正华诊疗汗证经验探析［J］. 中国中医药信息杂志，2012，19（8）：88-89〕

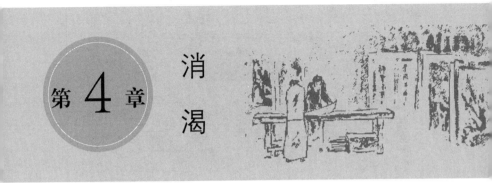

第**4**章 消渴

　　消渴是以多饮、多食、多尿、乏力、消瘦，或尿有甜味为主要临床表现的一种疾病。消渴的病因比较复杂，多以禀赋不足、饮食失节、情志失调、劳欲过度等所致阴津亏损、燥热偏胜，以阴虚为本，燥热为标。其治当以清热润燥、养阴生津为法，肺热津伤证治以清热降火，胃热炽盛证治以清胃泻火，气阴亏虚证治以益气健脾，肾阴亏虚证治以滋阴固肾，阴阳两虚证则当滋阴温阳。凡现代医学糖尿病、尿崩症等可参考本章辨证论治。

　　本章收录了方和谦、邓铁涛、朱良春、李玉奇、周仲瑛、颜正华、颜德馨等国医大师治疗本病的验方10首。方和谦认为治疗糖尿病补肾不如补脾，常用四君子汤化裁治疗；邓铁涛认为滋阴益肾、健脾益气乃治疗本病的关键所在，善用六味地黄丸加味治疗；朱良春认为消渴病虽以阴虚为本，燥热为标，但其病机演变结果多为气阴两虚，瘀血阻脉，故主张治以益气养阴，和血通脉；李玉奇认为

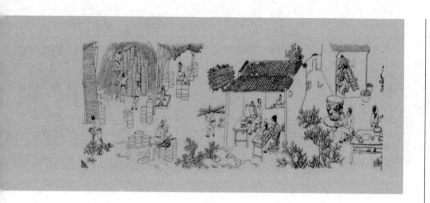

　　本病主要病因是燥热，治疗重点在于润燥生津，自创三经验方，清燥救肺治上消、润燥生津治中消、除燥滋肾治下消；周仲瑛治疗本病善用活血化瘀通络之品；颜正华治本病注重肺胃肾；颜德馨善从健脾和活血化瘀入手。

方和谦：四君子汤化裁

【组成】太子参 159，茯苓 10g，炒白术 10g，陈皮 10g，生白芍 6g，炙甘草 5g，当归 6g，炒谷芽 15g，焦神曲 6g，竹茹 10g，麦冬 10g，柴胡 5g，生黄芪 10g，山茱萸 10g，大枣 3 个，薄荷 5g。

【功效】补气培元。

【主治】消渴，证属脾肾两虚者。临床多见于 2 型糖尿病。症见多食善饥，乏力困倦，大便干燥，唾液多，舌苔稍腻，脉平缓。

【用法】水煎服，每日 1 剂，分早晚 2 次服。

【经验】方老认为，在治疗糖尿病时，补肾不如补脾。《周慎斋医书》中谓："先天之气赖后天以助之，后天之气赖先天以资之。"四君子汤出自《太平惠民和剂局方》，此为治疗气虚的总方。加陈皮名为五味异功散。四君子汤旨在补气健脾，强健中焦；加黄芪、当归、白芍益气养血和血；炒谷芽、焦神曲和胃防滋腻。此方还寓有补中益气汤之意。对于病程较长，元气亏虚患者，治以补气培元，从培补后天之本入手，加强脾脏的运化功能，继而改善全身症状。此方抓住脾气虚的主症，采用健脾补气培元，取得很好的疗效。〔方和谦.中国现代百名中医临床家丛书［M］.北京：中国中医药出版社，2008，115〕

邓铁涛：经验方

【组成】熟地黄12g，生地黄12g，怀山药60～90g，黄芪30～60g，山茱萸15g，泽泻10g，茯苓15g，牡丹皮10g，玉米须30g，仙鹤草30g。

【功效】滋阴益肾，健脾益气。

【主治】消渴，证属肾气阴两虚者。临床多见于2型糖尿病。

【用法】水煎服，每日1剂，分早晚2次服。

【经验】消渴以肾气阴两虚为本，脾气阴亏虚与消渴发病密切相关，因此，邓老认为滋阴益肾、健脾益气乃治疗本病的关键所在，而六味地黄丸其立法以肾、肝、脾三阴并补，治疗消渴病应在此基础上加强益气之功。本方熟地黄、生地黄滋肾阴，益精髓；山茱萸酸温滋肾益肝；山药、黄芪健脾益气，用量要大，有气复津还之意，共成三阴并补以补肾治本之功，亦即王冰所谓"壮水之主以制阳光"之意；茯苓、泽泻健脾利水，牡丹皮清虚热，虽然补泻并用，但以补为主。消谷善饥明显加生石膏、玉竹；口渴多饮明显加沙参、天花粉；气短自汗加太子参；小便清长加桑螵蛸、巴戟天、肉桂；尿混浊如脂膏，盗汗加知母、黄柏；头晕头胀加钩藤、白芍、牛膝；胸闷心悸加丹参、石菖蒲、郁金；形体肥胖加佩兰、荷叶；视物模糊加谷精草、青葙子；瘀血重者加桃仁、红花、水蛭。〔温子龙.邓铁涛老中医治疗中老年消渴病的经验［J］.中医研究，2001，14（6）：42-43〕

朱良春：斛乌合剂

【组成】川石斛 5g，制首乌 15g，制黄精 15g，生地黄 15g，生黄芪 30g，怀山药 30g，枸杞子 10g，金樱子 10g，紫丹参 10g，桃仁泥 10g。

【功效】益气养阴，和血通脉。

【主治】消渴，证属气阴两虚、瘀血阻脉者。临床多见于 2 型糖尿病。症见形体消瘦，神疲乏力，不耐烦劳，心慌气短，懒言少动，头昏目眩，心烦少寐，多汗口干，肢体发麻疼痛，腰膝酸软，舌质暗淡、衬紫，或有瘀斑，脉多沉细或细弦、细涩。

【用法】水煎服，每日 1 剂，分早晚 2 次服。

【经验】方中制首乌、枸杞子、生地黄滋肾填精，合石斛养阴生津，黄芪、山药健脾益气，且量重用，黄芪补气力强又能升清，补气即可生津，升清即可布液，山药、黄精甘淡性平，既能补气又能益阴，补脾润肺固肾精，金樱子涩精缩尿，固摄下元精微，佐以丹参、桃仁和血通脉，丹参又能养血除烦安神，桃仁又能润燥，两药与黄芪相合，又有益气推动血行之功。朱老此方益脾气助脾运，以固后天之本，养肾阴滋下源，以充先天之基；健脾补肾，固摄精微；和血通脉，又可预防并发症的发生。〔朱建华.朱良春老中医治疗消渴病的经验［J］.江苏中医药，1992（7）：1-2〕

李玉奇：经验方1

【组成】苦参 10g，槐花 25g，胡黄连 15g，葛根 15g，冬瓜仁 20g，藕节 25g，泽兰 15g，枇杷叶 20g，天花粉 15g，茯苓 20g，白茅根 20g，桃仁 15g，浮萍 15g，乌梅 10g，青蒿 20g，青黛 5g。

【功效】清燥救肺生津。

【主治】消渴。症见大渴引饮，饮一溲一。

【用法】水煎服，每日 1 剂，分早晚 2 次服。

【经验】消渴病以三多一少为主症，李老按消渴病临床主症不同，辨证施治，分而论之。本方针对口渴多溲而设，方中苦参、槐花清燥热之邪；葛根、天花粉、乌梅之属润燥生津；燥伤肺络，煎熬阴血，瘀热内停，以藕节、白茅根清营凉血，青蒿、胡黄连除血中伏热，更以冬瓜仁、桃仁、泽兰等化瘀通络。枇杷叶，轻清上浮，载药上升，使诸药共达上焦。方中妙处在于应用浮萍，启太阳膀胱之气，助州督之官行化气之职，借茯苓健脾利水，恢复水液代谢，口渴多溲自然随之而愈。〔张会永.国医大师李玉奇先生治疗消渴病临床经验[J].中华中医药杂志，2011，26（12）：2882-2884〕

李玉奇：经验方 2

【组成】苦参 15g，黄连 15g，槐花 25g，当归 10g，桑白皮 20g，五灵脂 10g，浮萍 15g，鹿角霜 20g，阿胶 15g，黄柏 10g，茯苓 20g，乌梅 10g，山药 25g，山茱萸 20g，石斛 20g，天冬 20g，知母 20g。

【功效】润燥生津。

【主治】消渴。症见饥饿难忍，食后旋即复饿，伴随大便秘结等症。

【用法】水煎服，每日 1 剂，分早晚 2 次服。

【经验】李老运用黄连除阳明燥热，黄柏泻龙雷之火，鹿角霜除热毒，山药、阿胶、山茱萸补肾水，石斛、天冬、知母养胃阴。〔张会永. 国医大师李玉奇先生治疗消渴病临床经验〔J〕. 中华中医药杂志，2011，26（12）：2882-2884〕

李玉奇：经验方3

【组成】山药25g，鸡内金20g，石莲子20g，菟丝子15g，五味子10g，茯苓20g，泽泻20g，黄连15g，萆薢15g，覆盆子15g，当归20g，山茱萸20g，鹿角霜20g，黄柏15g，熟地黄15g，阿胶15g，桃仁15g。

【功效】除燥生肾水。

【主治】消渴。症见身形消瘦。

【用法】水煎服，每日1剂，分早晚2次服。

【经验】方中萆薢利湿去浊；菟丝子、五味子、覆盆子、鸡内金等补肾涩精；石莲子因饱含秋霜之气，既清泻热毒，又固精补肾，标本同治。其余诸药功效不再赘述。在消渴病的治疗中，李老明确提出临床禁忌，须铭记在心：因消渴病因在燥伤阴竭，因而不宜大下通利，徒伤津液，反助燥邪；不宜过于活血，损伤气血加重内燥；不宜妄投辛温，伤津耗液；不宜过用苦寒，助邪败胃。〔张会永.国医大师李玉奇先生治疗消渴病临床经验［J］.中华中医药杂志，2011，26（12）：2882-2884〕

周仲瑛：经验方 1

【组成】生地黄 12g，玄参 12g，麦冬 12g，天花粉 15g，制大黄 5g，鬼箭羽 15g，桃仁 10g，丹参 15g，芒硝 5g（冲服），知母 10g，炙僵蚕 10g，炙水蛭 3g，地龙 10g，木瓜 10g。

【功效】清热通腑，凉血化瘀。

【主治】消渴，证属瘀热互结者。症见双下肢麻木，时有拘急，大便干结，三日一行，彻夜不眠，手足心热，舌苔黄薄腻，边尖红隐紫，脉细弦涩。

【用法】水煎服，每日 1 剂，分早晚 2 次服。

【经验】周老以生地黄、玄参合用清热泻火，滋水养阴为君药。大黄、知母、天花粉合用清热泻火、滋阴润燥为臣药。大黄、玄参、麦冬、生地黄、芒硝合用，乃《温病条辨》增液承气汤，以清热养阴，润肠通便；丹参、桃仁、鬼箭羽、水蛭、地龙通利血脉，凉血化瘀；僵蚕、木瓜合用，息风止痉、舒筋活络、解毒散结，共为方中佐药。诸药合用，共奏清热泻火、养阴生津、凉血化瘀、润肠通便之功。〔高尚社.国医大师周仲瑛教授辨治消渴病验案赏析〔J〕.中国中医药现代远程教育，2011，9（9）：7-9〕

周仲瑛：经验方 2

【组成】桑叶 15g，地骨皮 20g，天花粉 12g，知母 10g，黄连 3g，藿香 10g，佩兰 10g，炒苍术 10g，鬼箭羽 20g，水蛭 3g，泽兰 12g，炙僵蚕 10g，玄参 12g，煨葛根 12g，生黄芪 12g，太子参 12g，生地黄 15g，山茱萸 6g。

【功效】益气养阴，活血化瘀，化湿通络。

【主治】消渴。临床多见于 2 型糖尿病。

【用法】水煎服，每日 1 剂，分早晚 2 次服。

【经验】周老以桑叶、地骨皮、天花粉、知母清肺润燥，滋阴生津；以黄连、藿香、佩兰、炒苍术清中燥湿，芳香化湿悦脾；鬼箭羽、水蛭、泽兰、玄参凉血活血，化瘀通络；黄芪、太子参及生地黄以益气养阴；生地黄、山茱萸酸甘滋肾阴；炙僵蚕、葛根生津止渴。

〔叶丽红.周仲瑛治疗糖尿病经验［J］.中医杂志，2003，44（12）：900-901〕

颜正华：经验方

【组成】生黄芪30g，生晒人参9g，炒白术15g，怀山药30g，茯苓30g，生、熟地黄各12g，山茱萸10g，天花粉12g，五味子10g，炒薏苡仁30g（打碎），补骨脂10g，泽泻12g。

【功效】补气养阴，健脾补肾。

【主治】消渴，证属气阴两虚者。症见多饮、多食、多尿及形体消瘦，双下肢肿胀麻木，劳累后、午后更甚，纳可，眠安，便稀，日二三行，尿微黄，舌暗红，苔黄腻，脉细滑。

【用法】水煎服，每日1剂，分早晚2次服。

【经验】方中生黄芪、生晒人参、炒白术、怀山药、茯苓健脾补气；生地黄、熟地黄、山茱萸滋阴补肾；天花粉生津止渴；五味子在本方中作用有二：一可助天花粉、山药生津敛汗，二可与补骨脂、炒薏苡仁、白术、茯苓等合用补肾健脾而止泻。炒薏苡仁与炒白术、怀山药、茯苓等健脾药合用可健脾止泻；补骨脂、泽泻与生地黄、熟地黄、山茱萸等补肾滋阴药合用，仿六味地黄丸而起到补肾滋阴、渗湿止泻的功用。颜老此方可达气阴双补、补肾健脾之功。〔吴嘉瑞，张冰．国医大师颜正华诊疗消渴的辨证思路与医案举隅［J］．国际中医中药杂志，2012，34（2）：181-183〕

颜德馨：消渴清

【组成】苍术 15g，白术 15g，升麻 9g，生蒲黄 9g，知母 30g，地锦草 30g，黄芪 30g，柴胡 9g，川黄连 3g，丹参 15g，怀牛膝 9g，山药 9g，熟大黄 9g。

【功效】补肾清热，益气补脾。

【主治】消渴，证属热盛者。症见口干引饮，体重减轻，消瘦，易出汗，舌淡苔薄，脉沉细无力。

【用法】水煎服，每日 1 剂，分早晚 2 次服。

【经验】颜老运用苍术、白术以健脾，黄芪、升麻升元气而止渴，知母清热，熟大黄、黄连解二阳之结，蒲黄、丹参化瘀，地锦草为治疗消渴之经验用药。诸药合用，苦甘化阴，共奏养阴生津、健脾活血之功。对于胃热炽盛、瘀热内结之消渴证尤为合拍。〔韩天雄.国医大师颜德馨教授辨治糖尿病经验〔J〕.浙江中医药大学学报，2012，36（10）：1067-1069〕

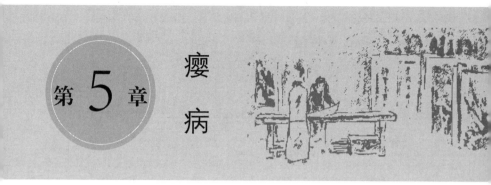

第 **5** 章　瘿病

　　瘿病是以颈前喉结两旁结块肿大为主要临床特征的一类疾病。古籍中有称瘿、瘿气、瘿瘤等名者。瘿病的病因主要是情志内伤，饮食及水土失宜，但也与体质因素密切相关。本病的基本病机是气滞、痰凝、血瘀壅结颈前。临床以实证居多，久病由实致虚，可见气虚、阴虚等虚候或虚实夹杂之候。治疗以理气化痰、消瘿散结为基本治则。瘿肿质地较硬及有结节者，配合活血化瘀；气郁阴伤而表现阴虚火旺者，以滋阴降火为主。现代医学以甲状腺肿大为主要临床表现的疾病如单纯性甲状腺肿、甲状腺功能亢进症、甲状腺炎、甲状腺腺瘤、甲状腺癌等可参照本章辨证论治。

　　本章收录了邓铁涛、朱良春、任继学、李玉奇、何任、张琪、张镜人、路志正等国医大师治疗本病的验方11首。邓铁涛用药注重益气养阴以治其本；朱良春创立甲亢益气养阴汤，气阴两补，疏肝行气，化痰散结；任继学主张平肝理气，清热息风；李玉奇认为本病是由气、痰、瘀而成，治疗重视行气活血，化痰消坚，用药选用具有含碘类药物以求药食同源之效；何任认为本病多由痰气相结所

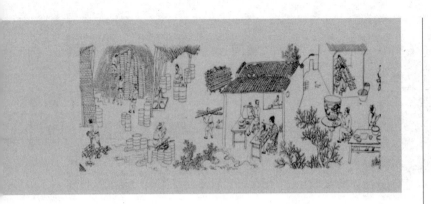

致，治疗强调开郁理气，化痰散结；张琪注重疏肝理气、软坚散结；张镜人既重化痰，又重开郁；路志正用药重于疏肝解郁，而且主张不宜攻伐太过，反伤肝脾。

邓铁涛：生脉散合消瘰丸加减化裁

【组成】太子参 30g，麦冬 10g，五味子 6g，山慈菇 10g，浙贝母 10g，玄参 15g，生牡蛎 30g，白芍 15g，甘草 5g。

【功效】益气养阴，化痰散结。

【主治】瘿病，证属气阴两虚、痰瘀阻络者。临床多见于甲状腺功能亢进症。症见形体消瘦、乏力、多食易饥，畏热多汗，手颤，舌红少苔，脉细数。

【用法】水煎服，每日 1 剂，分早晚 2 次服。

【经验】邓老认为，本病多由先天禀赋不足，后天失调，或兼情志刺激，内伤饮食，或疾病失治误治，或病后失养，导致人体阴阳气血失和、脏腑功能失调所致。方中太子参、麦冬、五味子益气养阴以治其本；玄参、浙贝母、生牡蛎祛痰清热、软坚散结；白芍、甘草滋阴和中；山慈菇祛痰散结。〔邓铁涛.邓铁涛临床经验辑要[M].北京：中国医药科技出版，1998，64-65〕

朱良春：甲亢益气养阴汤

【组成】生黄芪 30g，怀山药 30g，太子参 12g，炒白芍 12g，炒白术 12g，制香附 12g，淫羊藿 15g，射干 15g，夏枯草 25g，肉桂 3g，炙甘草 3g。

【功效】甘温益气，甘寒降火。

【主治】瘿病，证属脾气下陷、阴火上乘者。症见神疲乏力，气促汗多，口干咽燥，五心烦热，虽多食善饥，反见形体渐渐消瘦，时有心悸、急躁、善忘、手颤之感，大便溏薄，日行数次，舌红少苔，脉显虚数。

【用法】水煎服，每日1剂，分早晚2次服。

【经验】朱老用黄芪建中汤、玉屏风散、培补肾阳汤三方化裁，并融入香附、射干、夏枯草等中药，创立甲亢益气养阴汤。方中黄芪、白术补中益气实表；淫羊藿补肾壮阳，祛风除湿，燮理阴阳。三者相伍可得升举脾中元气下陷之功，又兼鼓荡脾肾阳气，令升降复位，枢机得转。而怀山药、太子参滋养之中，又有甘寒降火之功，二药气阴两补，可充脾阴、益肺气，固肾精、涩元阳。芍药、甘草敛阴和阳，酸甘固阴，以少量肉桂以引火归元。香附、射干、夏枯草，疏肝解郁，行气化痰，散结消肿。综观全方气阴两补，平衡阴阳，疏肝解郁，行气化痰，消肿散结，可谓面面兼顾。〔邱志济，邱江东，邱江峰.朱良春治疗甲亢囊肿结节突眼的特色发挥——著名老中医学家朱良春教授临床经验（56）〔J〕.辽宁中医杂志，2004，31（10）：809-810〕

任继学：经验方

【组成】羚羊角 2g（单煎），生地黄 15g，生白芍 15g，黄药子 10g，天竺黄 20g，白蒺藜 25g，沉香 15g，香附 10g，紫贝齿 25g，莲子心 15g，珍珠母 50g。

【功效】平肝理气，清热息风。

【主治】瘿病。临床多见于甲状腺功能亢进症。症见心悸而烦，口渴引饮，善食而瘦，腹泻，多汗，眼瞳如怒视状。

【用法】水煎服，每日 1 剂，分早晚 2 次服。

【经验】任老认为，本病多因恚怒久而不解，疏泄功能失常，木乏条达之性，则肝气内变，化火冲逆。冲于心者，则心神不能内潜所致。方中羚羊角、生地黄、生白芍，平肝清热；黄药子、天竺黄、白蒺藜降火息风以消瘿疾；沉香、香附疏肝达郁，理气散结；紫贝齿、莲子心、珍珠母潜镇肝阳，收敛神气，安魂定魄。〔宋祖敬．当代名医证治汇粹〔M〕．石家庄：河北科学技术出版社，1990，367〕

李玉奇：消瘿一贯煎

【组成】柴胡20g，青皮10g，黄药子10g，苦参15g，黄柏10g，琥珀10g，昆布30g（水洗），海藻20g（水洗），海带20g（水洗），海蛤粉20g，牡蛎25g，桃仁15g，白僵蚕15g，黄芪10g，当归20g。

【功效】疏肝理气，软坚化瘀。

【主治】瘿病，证属气郁痰阻者。临床多见于地方性甲状腺肿。症见脖颈粗大，按之较软，咽下时随吞咽上下移动，可伴见呼吸压迫感，心悸，声音嘶哑，舌红，苔白，脉弦。

【用法】水煎服，每日1剂，分早晚2次服。

【经验】李老认为，本病多由于碘缺乏，加之荣卫气血凝滞，情志不舒而诱发。瘿病虽有石瘿、肉瘿、筋瘿、血瘿、气瘿之说，但其发病病理皆是由气、痰、瘀而成，故行散气血、化痰顺气、活血消坚为其根本治则。选用具有含碘类药物治疗具有药食同源的功效。

〔王垂杰.李玉奇学术思想及临床医案［M］.北京：科学出版社，2014，144〕

何　任：半夏厚朴汤加减

【组成】紫苏梗 6g，茯苓 12g，姜半夏 9g，川厚朴 4.5g，沉香曲 9g，夏枯草 12g，炙甘草 9g，苍术 4.5g，藏青果 6g，保和丸 12g（包煎）。

【功效】开郁理气，化痰散结。

【主治】瘿病，证属痰气相结者。临床多见于甲状腺肿块。症见颈部有结块，触之较硬，多痰，音易哑。

【用法】水煎服，每日 1 剂，分早晚 2 次服。

【经验】何老认为，本病多由痰气相结所致，故用半夏厚朴汤治之。方中姜半夏、川厚朴、紫苏梗、茯苓开郁理气化痰；沉香曲和中调气；夏枯草散结；藏青果、甘草利咽开音；苍术燥湿健脾；保和丸助运化以消食滞。〔何任.何任医案选［M］.杭州：浙江科学技术出版社，1981，184〕

张　琪：瘰疬内消饮

【组成】海藻 30g，夏枯草 30g，炮穿山甲 15g，皂角刺 10g，连翘 20g，玄参 15g，香附 15g，青皮 15g，柴胡 15g，当归 20g，川芎 15g，牡丹皮 15g。

【功效】疏肝理气，清热散结。

【主治】瘿瘤瘰疬。症见颈下肿块，触之硬痛，皮色不变，舌红苔薄，脉弦滑。

【用法】水煎服，每日 1 剂，分早晚 2 次服。

【经验】方中海藻具有消痰软坚散结、疏郁利水之功，凡癥瘕瘿瘤属于痰核气水壅结者用之皆效，可消散于无形，与他药配伍以之为主药，用之皆效。夏枯草苦辛寒，入肝胆经，功效清肝火，行气散结，瘿瘤瘰疬为足厥阴肝经气结，化火生痰而成，夏枯草清热散结，疏通气机，则热清痰消，与海藻相互协同其效颇佳。穿山甲穿透之力甚强，与皂刺、连翘、玄参、青皮、柴胡、香附配伍，消癥化积疏肝气，活血清热解毒。然散结气开瘀之品有伤肝耗血之弊，故用当归、川芎、牡丹皮，以益肝血、养肝阴，正邪兼顾，故用之无伤。〔张琪，张琪临床经验辑要［M］.北京：中国医药科技出版社，1998，203-204〕

张　琪：经验方 1

【组成】柴胡 15g，青皮 15g，夏枯草 30g，穿山甲珠 10g，海藻 25g，牡丹皮 15g，赤芍 15g，生地黄 15g，麦冬 15g，桂枝 15g，瓜蒌 15g，玄参 20g，连翘 20g，当归 20g，天花粉 15g，陈皮 15g。

【功效】理气活血，解毒散结。

【主治】瘿病，证属肝经气滞血瘀、邪热内扰者。临床多见于亚急性甲状腺炎、甲状腺结节。症见颈部胀痛，触之有硬结，头痛，头晕，目痛，目胀，咽痛，睡眠欠佳，舌质红，苔白，脉象弦数。

【用法】水煎服，每日 1 剂，分早晚 2 次服。

【经验】张老认为，本病多由情志不遂，肝为刚脏，郁而化热上亢所致，故治以疏肝开郁、消坚散结、清热解毒为法。方中柴胡、青皮、赤芍、桃仁疏气活血；海藻、昆布、夏枯草、生牡蛎软坚散结；金银花、连翘、黄芩、玄参、蒲公英清热解毒。〔张琪 . 张琪医案选萃［M］. 北京：科学出版社，2013，135-136〕

张 琪：经验方2

【组成】柴胡15g，香附15g，枳实15g，熟地黄20g，茯苓20g，泽泻20g，郁金20g，丹参20g，益母草20g，桃仁20g，川芎20g，当归20g，红花20g，夏枯草20g，石菖蒲20g，猪苓20g，赤芍20g，白芍20g。

【功效】疏肝理气，活血化瘀，利水消肿。

【主治】瘿瘤，证属肝郁气滞、脾肾阳虚、水湿内停、血脉瘀阻者。症见情志抑郁，急躁易怒，面色晦暗无光，腰膝酸软，毛发干枯脱落，心悸气短，纳呆腹胀，尿少，自觉双目肿胀，舌体大，边有齿痕，舌质淡紫，苔白厚，脉沉而无力。

【用法】水煎服，每日1剂，分早晚2次服。

【经验】方用柴胡、当归、白芍、香附、郁金养血柔肝、疏泄肝郁；夏枯草清泄肝火，兼有化痰散结之功；桃仁、川芎、当归、红花、丹参、益母草、赤芍活血化瘀，以助肝气疏泄条达，茯苓、泽泻、猪苓利水消肿。〔孙元莹，吴深涛，姜德友，等.张琪教授治疗甲状腺病经验［J］.中华中医药学刊，2007，25（1）：23-25〕

张镜人：散化瘿瘤方

【组成】海藻 12g，海带 12g，昆布 12g，当归 9g，川芎 9g，象贝母 9g，制半夏 9g，广陈皮 9g，连翘 9g，三棱 9g，莪术 9g，八月札 15g，制香附 9g。

【功效】化痰软坚，开郁祛瘀。

【主治】瘿瘤，证属肝气郁滞、痰湿夹瘀、凝阻经络者。症见颈部结块，按之坚硬，表面凹凸，推之不移，按之疼痛。

【用法】水煎服，每日 1 剂，分早晚 2 次服。

【经验】张老认为，本病多由气血结聚所致，而气血结聚实痰浊瘀血使然，故仿海藻玉壶汤加减拟定本方。方中象贝母、半夏、陈皮、制香附具化痰理气之效；海藻、昆布、八月札有散结软坚之功；当归、川芎、三棱、莪术则活血化瘀。全方共奏化痰散结活血之效，则瘿瘤消矣。〔王松坡. 国医大师张镜人［M］. 北京：中国医药科技出版社，2011，179〕

路志正：消瘿化瘤方

【组成】橘叶15g，川芎6g，夏枯草15g，薏苡仁20g，牛蒡子9g，白僵蚕6g，浙贝母9g，玄参12g，生龙骨、生牡蛎各30g（先煎）。

【功效】清肝解郁，化痰软坚。

【主治】瘿瘤，证属肝郁气滞、郁久化热、炼液成痰、凝聚成瘤者。症见项下有结，质硬，呃逆频作，胸膈满闷，情志抑郁，心烦易怒，纳谷不馨，舌淡边有瘀斑，苔薄白，脉弦细。

【用法】水煎服，每日1剂，分早晚2次服。

【经验】路老认为治瘿瘤，与其峻攻，不如渐磨，攻伐太过，反伤肝脾，肝失条达，气焉得舒？脾失健运，痰焉得化？不足愈疾，反致增病，所谓"渐磨"，仍不离乎图本之治。方中先以橘叶、川芎疏肝理气；夏枯草平肝泻火；薏苡仁扶正抑本，理脾祛湿；玄参、生龙骨、生牡蛎滋阴清热软坚；浙贝母、牛蒡子、白僵蚕化痰散结。诸药合用，共奏清肝解郁、化痰软坚之功。欲缓欲急，相机行事，宜补宜攻，灵活而施，正符明代名医薛立斋治病"无急效，无近期，舒缓从容，不劳而病自愈"所述之意。〔姚乃礼，罗普树.路志正《医林集腋》两则［J］.湖南中医学院学报，1985（1）：27-28〕

路志正：经验方

【组成】太子参 9g，杏仁泥 9g，柴胡 9g，夏枯草 15g，天竺黄 6g，黄药子 9g，胆南星 3g，陈海藻 9g，青皮 6g，陈皮 6g，醋香附 9g，玄参 6g，川贝母 6g，生牡蛎（先煎）24g。

【功效】疏肝解郁，软坚化痰。

【主治】瘿瘤，证属肝郁气滞、痰浊阻络者。临床多见于突眼性甲状腺功能亢进症。症见两眼外突，不能闭合，流泪，虚烦，心悸，气短，低热，舌质紫滞，苔薄白，脉细数。

【用法】水煎服，每日 1 剂，分早晚 2 次服。

【经验】路老认为，本病多由肝郁化火、阴虚阳亢、脾虚不运、痰热凝聚所致，属顽症痼疾，治疗不易，须有法，有方，有守，给以时日，非短期所能治愈。故治宜标本兼顾，既要益气养阴，健脾理气，疏肝解郁，化痰软坚，又要根据病情变化，辨证论治，灵活化裁。〔高荣林，姜在旸．中国中医研究院广安门医院专家医案精选 [M]．北京：金盾出版社，2005，276-278〕

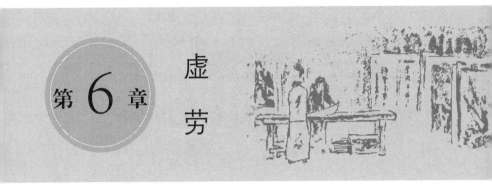

第 **6** 章　虚劳

　　虚劳亦称虚损，是由多种原因导致的以脏腑机能衰退、气血阴阳不足为主要病机的多种慢性虚弱证候的总称。虚劳多因禀赋素弱、烦劳过度、饮食不节、大病久病、失治误治导致脏腑气血阴阳亏虚，日久不复成劳。病变在五脏，尤以脾肾两脏为主。治疗以补益为基本治则，同时考虑结合脏腑用药。现代医学以慢性虚弱症状为主要临床表现的疾病可参照本章辨证论治，如慢性病的康复阶段，部分代谢性疾病，部分血液疾病，产后、术后康复期等。

　　本章收录了方和谦、邓铁涛、朱良春、李振华、张琪、徐景藩、路志正等国医大师治疗本病的验方10首。方和谦用药以补气血重在补脾、滋阴阳重在益肾为要点；邓铁涛治虚损注重固本培元、健脾益气，讲究汤剂、丸剂并用；朱良春强调培补肾阳，用药主张中正平和；李振华用药重在益气温阳补血；张琪用药着重于调心脾，益气血；徐景藩用药从补气生血、益肾补髓着眼，佐以活血化瘀之品；路志正治甲状腺功能减退症出现的虚劳着重于"交水火、

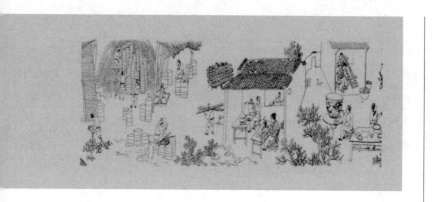

媾心肾、益气精、共济先后天""持中央以运四旁",取得良好疗效。

方和谦：滋补汤

【组成】党参 15g，白术 15g，茯苓 15g，甘草 6g，熟地黄 15g，白芍 15g，当归 10g，官桂 10g，陈皮 10g，木香 6g，大枣 12g。

【功效】益气养血，补益脾肾。

【主治】气血虚弱之诸虚劳损。

【用法】水煎服，每日 1 剂，分早晚 2 次服。

【经验】方老认为，本病多由气血虚弱所致，故在四君子汤与四物汤的基础上去川芎，加官桂、陈皮、木香、大枣 4 味组成"滋补汤"，使其既保留助阳补气、养血和营之功，又加重了培补疏利之力，从而拓宽了补益剂的用途。方中党参甘温益气以补心；当归辛甘温润助其心血；茯苓、白术、甘草、大枣健脾益气以和中，培补后天之本；熟地黄、白芍滋阴补肾以填精，精血互生以涵肝木，木得血养而不枯荣，更助后天；官桂、陈皮、木香以调上、中、下三焦，纳气归元。综观全方可达补而不滞、滋而不腻、上下通达、气血得资之效。〔赵铁良.方和谦运用"滋补汤"临床经验介绍〔J〕.北京中医药，1996（1）：3-4〕

邓铁涛：地贫补虚汤

【组成】党参9g，白术9g，茯苓9g，枸杞子9g，补骨脂9g，黄芪12g，当归12g，川芎3g，炙甘草3g，巴戟天6g，肉桂0.5g。

此外另配丸剂：鹿茸1.8g，高丽参30g，白术45g，黄芪60g，干姜18g，锁阳18g，巴戟天18g，当归头30g，川芎24g，鸡内金24g，炙甘草12g。配制方法：高丽参、鹿茸另研末，其他药均为细末，调制为丸。

【功效】益气养血，补肾培元。

【主治】虚劳、血虚。临床多见于地中海贫血。症见唇色苍白，头晕，心悸，舌淡白，脉细弱。

【用法】水煎服，每日1剂，分早晚2次服。

【经验】邓老认为，血虚乃属虚损，非寻常益气补血之品所能奏效。而精血同源，故于益气养血的基础上，以鹿茸峻补肾之精血；高丽参补气健脾，固本培元；肉桂以温肾；枸杞子、补骨脂、巴戟天、锁阳补肾益精生血。另外，考虑到本病病有宿根，难图速效，故汤剂、丸剂并用，守方有恒，竟获全功。〔冯崇廉.邓铁涛教授临证验案2则［J］.新中医，2003，35（4）：15-16〕

邓铁涛：强肌健力饮

【组成】黄芪 30g，五爪龙 10g，党参 15g，白术 10g，当归 10g，升麻 10g，柴胡 10g，陈皮 10g，甘草 5g。

【功效】补脾益气，强肌健力。

【主治】脾胃虚损。临床多见于重症肌无力。症见眼睑下垂，四肢倦怠乏力，吞咽困难，纳差便溏，少气懒言，舌胖嫩、边有齿印，苔薄白或浊厚，脉虚大或弱。

【用法】水煎服，每日 1 剂，分早晚 2 次服。

【经验】邓老认为，重症肌无力以脾胃虚损为根本，气虚下陷而发病，五脏相关，损及精血。治疗时应抓住脾胃虚损的主要矛盾，并顾及五脏兼证，故立"重补脾胃，益气升陷，兼治五脏"为治疗大法。方中重用黄芪，甘温大补脾气，以为君药；五爪龙补脾益肺，生气而不助火，与党参、白术同助黄芪，加强补气之功；当归以养血生气，与上 3 药共助黄芪为臣；陈皮与升麻、柴胡共为佐药，达理气消滞之功；甘草和中，调和诸药，任使药之职。〔邓中光，邱仕君，邓铁涛.邓铁涛对重症肌无力的认识与辨证论治［J］.中医药学报，1993，8（2）：41-43〕

朱良春：培补肾阳汤

【组成】 淫羊藿 15g，仙茅 10g，怀山药 15g，枸杞子 10g，紫河车 6g，甘草 5g。

【功效】 燮理阴阳。

【主治】 虚劳。临床多见于席汗综合征。症见精神萎靡，畏寒肢冷，小便清长，全身毛发干燥脱落，腰腿酸冷，纳食不馨，性欲减退。

【用法】 水煎服，每日 1 剂，分早晚 2 次服。

【经验】 朱老此方妙在方中无桂附之刚燥，无知柏之苦滞，无熟地黄、何首乌之滋腻，平平无奇，然大有出奇制胜之效。方中仙茅温肾阳，壮筋骨，益精神，强脾胃，补命门；淫羊藿补肾壮阳，祛风除湿，燮理阴阳；山药、枸杞子为对，有调和阴阳之妙；山药甘平，为气阴两补之品，且补而不滞，滋而不腻；枸杞子润而滋补，兼可益气、补肾、润肺生津；紫河车大补气血，疗诸虚百损；甘草配对以取甘草善解百毒，且有调味补益之功。综观全方虽以培补肾阳法命名，实则有和阳和阴、中正平和、稳中取胜之妙。阴阳两虚、气血亏损者合用生脉散（人参、麦冬、五味子）；自汗者加当归补血汤；肾阳不足，命门火衰证加用淡苁蓉、锁阳、当归、紫石英、制黄精等，并嚼服生硫黄粗粒，每日 2g。〔邱志济，朱建平，马璇卿. 朱良春融各家之长治疗席汉氏综合征用药特色选析——著名老中医学家朱良春教授临床经验（35）〔J〕. 辽宁中医杂志，2002，29（11）：646-647〕

李振华：益气补血汤

【组成】黄芪 30g，党参 15g，白术 6g，茯苓 15g，当归 12g，杭白芍 15g，山茱萸 15g，酸枣仁 15g，石菖蒲 9g，砂仁 6g，广木香 6g，阿胶 9g，鸡血藤 30g，炙甘草 6g。

【功效】益气健脾，养血安神。

【主治】虚劳，证属气血亏虚、心脾不足者。临床多见于贫血。症见面色萎黄或㿠白，心慌气短，体倦乏力，失眠多梦，记忆力减退，头晕目眩，食欲不振，胃脘满闷，舌质淡肥，苔薄白，脉虚无力。

【用法】水煎服，每日 1 剂，分早晚 2 次服。

【经验】李老认为，本病多由脾虚生化之源不足所致。方中黄芪、党参、白术、茯苓、砂仁、广木香、炙甘草益气健脾、调中和胃，促使水谷化生精微；当归、白芍、山茱萸、鸡血藤、阿胶养血滋阴、补血止血；酸枣仁、石菖蒲安神宁志。全方共奏益气健脾、养血安神之功。如头晕目眩者，加菊花 9g；衄血重者，加生地黄炭、黑地榆各 15g；食少腹胀、大便溏薄者，上方可去当归、白芍，加泽泻 12g、炒薏苡仁 30g。〔李郑生，郭淑云．国医大师临床经验实录·国医大师李振华［M］．北京：中国医药科技出版社，2011，146-147〕

李振华：温阳补血汤

【组成】黄芪 30g，党参 15g，山药 30g，茯苓 15g，当归 12g，熟地黄 15g，山茱萸 15g，肉桂 6g，淫羊藿 24g，补骨脂 12g，巴戟天 12g，菟丝子 24g，紫河车粉 3g（冲服），炙甘草 9g。

【功效】健脾补肾，益气养血。

【主治】虚劳，证属脾肾阳虚、生化乏源者。临床多见于贫血。症见面色㿠白，口唇指甲淡白，精神不振，肢体倦怠，消瘦或浮肿，气短懒言，食欲不振，食后胃满，大便溏泄，畏寒怕冷，四肢欠温，时自汗出，腰酸腿软，或见鼻、齿龈衄血。男子遗精阳痿，女子月经不调。舌质淡、体肥大，苔白微腻，脉沉细无力。

【用法】水煎服，每日1剂，分早晚2次服。

【经验】李老认为，本病多由脾肾阳虚、血液生化乏源所致，故采用拯阳理劳汤、右归丸、补血汤加减化裁而成温阳补血汤以治之。方中黄芪、党参、山药、茯苓、炙甘草益气健脾；山茱萸、肉桂、淫羊藿、补骨脂、巴戟天、菟丝子、紫河车粉温阳补肾；黄芪配当归、熟地黄益气养血。全方共奏温补脾肾、益气生血之功。如形寒畏冷较甚者，可加制附子 9 ~ 15g；食少腹胀者，去熟地黄，加砂仁6g、干姜9g；鼻、齿龈衄血者，加阿胶 9g、仙鹤草 24g；贫血严重者，加鹿茸 3g、党参改为红参 6g（先煎 20 分钟），必要时可配合输血治疗。〔李郑生，郭淑云．国医大师临床经验实录·国医大师李振华［M］．北京：中国医药科技出版社，2011，148〕

张　琪：补中益气汤加减

【**组成**】黄芪35g，党参20g，升麻10g，柴胡15g，白术20g，陈皮15g，当归15g，五味子15g，天花粉10g，甘草15g。

【**功效**】健脾补中益气。

【**主治**】虚劳，证属虚劳内伤者。症见短气乏力、肢体倦怠、胸痛发热、脉数无力等一系列脾胃气虚不足之症。

【**用法**】水煎服，每日1剂，分早晚2次服。

【**经验**】张老认为，本病多由劳倦内伤、中气不足、清阳不升所致。方中党参、黄芪、白术、甘草甘温益气健脾胃，为治疗脾胃内伤之良药，为了增强脾胃阳气之升腾功能，又用柴胡、升麻升阳之品以助脾胃之气上升，所谓脾气升则阴火降。〔张佩青.中国百年百名中医临床家丛书·国医大师卷·张琪［M］.北京：中国中医药出版社，2003，148-149〕

张 琪：经验方

【组成】红参 15g，白术 15g，生黄芪 30g，茯苓 20g，远志 15g，酸枣仁 20g，当归 15g，生甘草 10g，龙骨 20g，牡蛎 20g，山茱萸 15g，熟地黄 20g，何首乌 20g。

【功效】调心脾，益气血。

【主治】虚劳，证属心脾两虚、气血不足者。临床多见于再生障碍性贫血。症见面色㿠白，心悸头晕，气短乏力，口唇、爪甲淡红。

【用法】水煎服，每日 1 剂，分早晚 2 次服。

【经验】张老认为，本病病位主要在心脾，宜调心脾，益气血。心主血，血的来源在于脾胃。心脾亏虚，则主血、生血、统血的功能发生障碍。"食气入胃，脾经化汁，上奉心火，心火得之，变化而赤，是之谓血。"故治血者，从脾论治。归脾汤为治心脾两虚之代表方剂，药中病机，张老酌加补肾之品。肾藏精，为先天之本，脾肾、心肾间又密切相关，更有利气血之化生。〔张琪.张琪临床经验辑要［M］.北京：中国医药科技出版社，1998，347〕

徐景藩：经验方

【组成】炙黄芪 15g，炒党参 15g，山药 15g，炙升麻 5g，焦神曲 15g，炙甘草 3g，补骨脂 10g，菟丝子 10g，骨碎补 10g，制黄精 15g，阿胶 15g（烊化），磁石 10g，三棱 10g，莪术 10g。

【功效】补气生血，益肾补髓。

【主治】虚劳，证属气血两虚者。症见头目昏晕，乏力神倦，食欲不振，心悸，面色苍白无华，皮肤未见出血斑疹及瘀紫。舌质淡，苔薄白，脉弦大，重取无力。

【用法】水煎服，每日 1 剂，分早晚 2 次服。

【经验】徐老此方以补脾益肾为主，佐以活血化瘀。补脾以党参、黄芪、山药为主，添升麻、甘草为佐，补脾升阳，神曲健脾胃而助消化。益肾选补骨脂、菟丝子与骨碎补 3 味，乃徐老多年经验所得。补骨脂辛温以补肾助阳，使元阳得固，骨髓充实，诚如《本草经疏》所云："补骨脂能暖水脏，阴中生阳，壮火益土之要药也。"菟丝子辛甘、性平，补肝肾而益精髓，辛以润之，兼以温脾助胃。骨碎补苦温，功能补肾、活血，传统用治骨伤，《开宝本草》谓其擅"补伤折"，能"接骨续筋"，善于补肾生髓以化血，故与补骨脂、菟丝子相配，相得益彰。又加磁石入肾为使，磁石之用量不大，但能引上药归于肾、归于骨髓。方中复加阿胶补血；黄精清补肝肾，三棱、莪术活血化瘀。〔徐景藩.徐景藩脾胃病临证经验集粹［M］.北京：科学出版社，2010，221］

路志正：解郁宁心汤

【组成】西洋参 10g（先煎），柴胡 12g，姜半夏 10g，素馨花 12g，郁金 10g，黄精 12g，茯苓 18g，炒柏子仁 12g，竹茹 10g，山楂 12g，神曲 12g，麦芽 12g，莲子肉 15g，炒枳实 15g，胆南星 6g，天竺黄 6g，生龙骨 30g（先煎），生牡蛎 30g（先煎），紫石英 15g（先煎）。

【功效】宣通肺气，利气化痰。

【主治】虚劳，证属阴阳两虚、郁热扰心者。临床多见于甲状腺功能减退症。症见畏寒怕冷，倦怠乏力，肢肿纳少，肌肤干燥，发脱，大便秘结。舌苔少，脉细。

【用法】水煎服，每日 1 剂，分早晚 2 次服。

【经验】路老认为，本病病机演变最是无常，其主要责之肝、脾、心、肾，病性属本虚标实，以阴阳两虚、郁热扰心多见。故以温胆汤加味，取其理气解郁、清胆宁心之功，增补西洋参补益心脾、兼固气阴，黄精不温不燥，同安五脏，并补三焦以扶助正气；以炒三仙代陈皮，和茯苓共奏健胃运脾、补益后天气血之功；加柴胡、郁金、胆南星和天竺黄以助姜半夏、枳实、竹茹清胆解郁、除烦热之力；更入素馨花、柏子仁清润心君，和莲子肉、紫石英、生龙骨、生牡蛎固涩肾精，填补肾气，收敛浮散之真阳。全方合用，共奏"交水火、媾心肾、益气精、共济先后天"，是路老"持中央以运四旁"诊疗特色的体现。〔魏华，路洁，殷翠儿.国医大师路志正教授临证辨治成人甲状腺功能减退症经验浅析［J］.中华中医药杂志，2012，27（12）：3132-3134〕

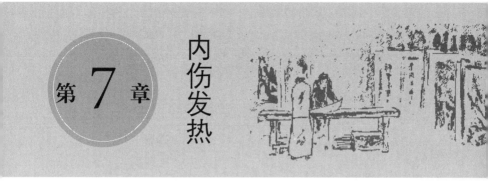

第 **7** 章

内伤发热

内伤发热是指由七情内伤、劳倦、饮食、久病正虚、瘀血内停等引起气血阴阳亏虚、脏腑功能失调以发热为主要临床表现的病证。一般起病较缓，病程较长，热势轻重不一，但以低热为多，或自觉发热而体温并不升高。由肝经郁热、瘀血阻滞及内湿停聚所致者属实，其基本病机为气、血、水等郁结壅遏化热而引起，宜解郁、活血、除湿为主，适当配伍清热。由中气不足、血虚失养、阴精亏虚及阳气虚衰所致者属虚，因气属阳、血属阴，此类发热均由阴阳失衡所致。或为阴血不足，阴不配阳，水不济火，阳气亢盛而发热；或因阳气虚衰，阴火内生，阳气外浮而发热。应益气、养血、滋阴、温阳，除阴虚发热可适当配伍清退虚热的药物外，其余均应以补为主。对虚实夹杂者，则宜兼顾之。现代医学中的功能性发热，肿瘤，血液病，结缔组织病，结核病，慢性感染性疾病，内分泌疾病及某些不明原因的发热，凡具有内伤发热特点者，可参考本章辨证施治。

本章收录了方和谦、朱良春、李振华、张琪、张镜人、路志正等国医大师治疗本病的验方9首。方和谦创和肝汤治血虚发热，既

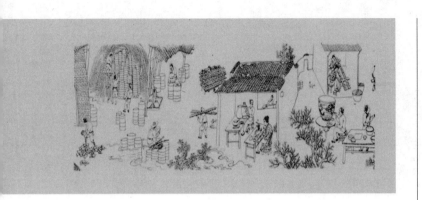

大补阴血，又益气健脾；朱良春验方更适用于不明原因的内伤发热，善用虫类药；李振华根据阴虚、气虚、脾虚湿阻不同病机导致的发热，辨证用药；张琪用药善补脾胃益气升阳；张镜人验方偏重于养胃健脾、养阴清热；路志正擅治带脉不固、湿热下注之低热。

方和谦：和肝汤加味

【组成】党参 9g，炒白芍 9g，炒白术 9g，茯苓 10g，当归 12g，柴胡 5g，香附 5g，紫苏梗 5g，薄荷 5g（后下），陈皮 10g，炙甘草 6g，熟地黄 12g，玉竹 10g，麦冬 10g，北沙参 10g，太子参 15g，炙黄芪 15g，山茱萸 10g。

【功效】滋补肝血。

【主治】血虚发热。临床多见于有出血、尿血、便血病史多年不得愈。症见眼干、视力下降等。

【用法】水煎服，每日 1 剂，分早晚 2 次服。

【经验】方老认为，本病多由阴血已伤，久病不愈，消耗阴血，故而发热，因"有形之血不能自生，生于无形之气也"，故方老在治疗上不仅大补阴血，又重视益气健脾，以资气血生化之源。故而在和肝汤疏理肝脾、调和气血的基础上加用熟地黄、玉竹、麦冬、北沙参、山茱萸以养血滋阴；又配太子参、炙黄芪补气以生血。〔高剑虹.方和谦治疗低热经验［J］.中医杂志，2009，50（11）：973-974〕

朱良春：经验方

【组成】穿山龙50g，赤芍15g，白芍15g，全当归10g，生地黄15g，熟地黄15g，青风藤30g，露蜂房10g，土鳖虫10g，土茯苓30g，猫爪草30g，萆草30g，白薇15g，甘草6g。

【功效】调气血，化瘀滞。

【主治】内伤发热，证属外感失治误治后入里者。症见反复发热，发热前伴恶寒，神疲，口干，舌质红，苔薄腻，脉弦细。

【用法】水煎服，每日1剂，分早晚2次服。

【经验】方中穿山龙是朱老用药的一大特色，朱老认为穿山龙刚性纯厚，力专功捷，为集自然灵气和精华的良药，具扶正、活血、通络之功，而此药有类似甾体激素样作用，但无激素的副作用，具有抑制过敏介质释放、消炎止痛等作用，特别在治疗免疫受损方面作用突出，但该药的用量须用至40g以上奏效方始明显。赤芍、白芍是朱老治疗气滞血瘀常用的对药，朱老常用此药对加当归、生地黄、熟地黄以补虚行气祛瘀，诸药相合，共奏活血补虚、化瘀不伤正之功。青风藤功擅祛风湿、通经络；猫爪草具化痰散结、解毒消肿之效；土茯苓通利关节、解毒除湿，对湿邪内阻，关节活动不利者，具有除湿、通利关节之用；萆草功擅除蒸散结、通络利水，能治久病入络之虚热，此均为朱老治疗气血瘀滞类疾病的常用药物。露蜂房、土鳖虫，一方面取其能深入筋骨搜剔驱邪外出之功，另一方面虫类药对恢复免疫失调方面，有植物药所不能比拟的作用。〔陈党红，朱婉华，朱胜华，等．朱良春教授辨治不明原因发热验案分析〔J〕．中国中医急症，2013，22（3）：405-406〕

李振华：青蒿鳖甲汤加减

【组成】银柴胡 10g，炒黄芩 10g，葛根 15g，地骨皮 12g，知母 12g，青蒿 10g，鳖甲 10g，牡丹皮 10g，枳壳 10g，砂仁 10g，陈皮 10g，炒枣仁 15g，炒栀子 10g，甘草 3g，生姜 3 片。

【功效】滋阴清热。

【主治】阴虚发热。症见午后低热，心悸头晕，手足心热，舌边尖偏红，舌体胖大，苔薄，脉细数。

【用法】水煎服，每日 1 剂，分早晚 2 次服。

【经验】李老用青蒿鳖甲汤合小柴胡汤化裁加地骨皮、酸枣仁等治疗本证。方中银柴胡、葛根、地骨皮、知母、青蒿、鳖甲、牡丹皮滋阴清热；栀子、黄芩清热泻火；枳壳、砂仁、陈皮、生姜理气和中；酸枣仁宁心安神；甘草调和诸药。〔王海军，王亮.李振华教授治疗内伤发热、失音经验［J］.中医学报，2012（4）：413-415〕

李振华：小柴胡汤加减

【组成】柴胡10g，黄芩10g，旱半夏10g，党参12g，川厚朴10g，知母12g，藿香10g，葛根15g，鳖甲15g，牡蛎15g，白豆蔻10g，甘草3g，生姜5片，大枣5枚。

【功效】疏肝和脾，宣泄郁热。

【主治】内伤发热，证属少阳经脉经气不疏、肝胃不和、郁而化热者。症见发热，恶心，纳差，倦怠乏力，舌质红，体胖大，苔白腻，脉弦滑。

【用法】水煎服，每日1剂，分早晚2次服。

【经验】方中柴胡透达少阳之邪，黄芩清泄胆腑之热，二药透达清泄，可除恶寒；半夏、生姜和胃降逆止呕；邪从太阳传入少阳，源于正气本虚，故又用党参、大枣益气健脾，顾护胃气；鳖甲、牡蛎软坚散结，滋阴清热；藿香、白蔻仁、川厚朴以芳香化浊，行气宽中并解表之风寒；知母清热生津；葛根入胃经，味辛甘性凉，加之可解肌发表，生津除热。诸药合用，使肝脾条达，郁热得泄，则邪出病愈。〔罗艳玲.李振华教授辨治少阳病证经验［J］.世界中西医结合杂志，2007（6）：313-314〕

李振华：香砂温中汤加减

【组成】白术 10g，茯苓 15g，陈皮 10g，半夏 10g，薏苡仁 30g，泽泻 15g，香附 10g，白豆蔻 10g，厚朴 10g，枳壳 10g，柴胡 10g，藿香 10g，葛根 15g，焦山楂 12g，焦麦芽 12g，焦神曲 12g，地骨皮 12g，甘草 3g，生姜 3 片。

【功效】健脾祛湿，佐以清热。

【主治】内伤发热，证属湿热蕴结者。症见午后低热，咽部红肿，舌边尖红，体胖大，苔黄腻，脉弦滑数。

【用法】水煎服，每日 1 剂，分早晚 2 次服。

【经验】李老在本方中用白术、茯苓、半夏、陈皮、甘草以健脾理气，燥湿化痰；薏苡仁、泽泻、白豆蔻健脾渗湿；香附、枳壳、厚朴理气宽中；柴胡、葛根、地骨皮清热生津；藿香芳香化湿；焦山楂、焦麦芽、焦神曲消食和胃。诸药合用，共奏健脾祛湿清热之功效。〔王海军，王亮．李振华教授治疗内伤发热、失音经验［J］．中医学报，2012（4）：413-415〕

李振华：香砂六君子汤加减

【组成】白术 10g，茯苓 15g，陈皮 10g，半夏 10g，香附 10g，砂仁 10g，厚朴 10g，枳壳 10g，郁金 10g，乌药 10g，焦山楂 12g，焦麦芽 12g，焦神曲 12g，柴胡 10g，炒黄芩 10g，桔梗 10g，天麻 10g，甘草 3g。

【功效】益气健脾，宣畅气机。

【主治】内伤发热，证属气虚发热者。症见长期低热，头晕乏力，纳差，眠差，舌质淡，体胖大，苔薄腻，脉沉细稍数。

【用法】水煎服，每日 1 剂，分早晚 2 次服。

【经验】李老在本方中用白术、茯苓、半夏、陈皮、甘草以健脾理气，燥湿化痰；香附、枳壳、厚朴理气宽中；柴胡、郁金、黄芩疏肝清热；焦山楂、焦麦芽、焦神曲消食和胃；桔梗宣肺利气机；天麻息风定惊；甘草调和诸药。〔王海军，王亮. 李振华教授治疗内伤发热、失音经验［J］. 中医学报，2012（4）：413-415〕

张　琪：补中益气汤加味

【**组成**】黄芪 30g，党参 20g，白术 15g，陈皮 10g，柴胡 10g，升麻 10g，防风 10g，当归 15g，白芍 15g，五味子 15g，甘草 15g，生姜 10g，红枣 4 枚。

【**功效**】补脾健胃，益气升阳。

【**主治**】内伤发热，证属内伤脾胃、阳气虚而外越者。症见长期低热，全身倦怠乏力，头痛气短，懒言身热，身体消瘦，过劳则短气乏力增重，口和，舌润，脉象沉弱。

【**用法**】水煎服，每日 1 剂，分早晚 2 次服。

【**经验**】张老认为，本病多由过度疲劳，脾气下陷，阳气不敛藏所致。李东垣称其为"阴火"。《脾胃论》谓："饮食入胃，则气上行，津液与气入于心，贯于肺，充实皮毛，散于百脉，脾禀气于胃，而浇灌四旁，荣养气血者也。今饮食损胃，劳倦伤脾，脾胃虚，则火邪乘之而生大热。"故以补中益气汤加味治之，全方以补中益脾胃，升清阳，使清阳升，脾胃健，则阳气潜，虚热除。〔张佩青.中国百年百名中医临床家丛书·国医大师卷·张琪［M］.北京：中国中医药出版社，2003，149-150〕

张镜人：银白汤加减

【组成】孩儿参15g，生白术9g，山药9g，扁豆12g，炙甘草5g，川石斛12g，银柴胡5g，嫩白薇9g，黄芩9g。

【功效】益气健脾，养阴清热。

【主治】内伤发热，证属气阴两虚者。症见长期低热不愈，神疲乏力，食欲减退，口干，大便不畅，舌边淡红，苔薄，脉濡细。

【用法】水煎服，每日1剂，分早晚2次服。

【经验】张老认为，本病多由体弱久病或暑热耗伤肺脾气阴所致，阴虚而热生于内，气虚而阳浮于外。银白汤从四君子汤与六神汤化裁而来，重在养胃健脾，再加银柴胡、黄芩以清虚热。〔王松坡．国医大师张镜人［M］．北京：中国医药科技出版社，2011，300〕

路志正：经验方

【组成】炒荆芥穗 10g，炒苍术 12g，炒白术 12g，生薏苡仁 20g，炒薏苡仁 20g，炒山药 15g，芡实 12g，土茯苓 20g，车前子 15g（包煎），柴胡 12g，椿根皮 10g，鸡冠花 12g，地肤子 12g，萆薢 15g，盐黄柏 10g，乌药 9g，醋延胡索 12g，六一散（包煎）30g。

【功效】固带脉，清湿热，调气机。

【主治】低热，证属带脉不固、湿热下注者。

【用法】水煎服，每日 1 剂，分早晚 2 次服。

【经验】路老在本方中用白术、山药以补脾祛湿，使脾气健运，湿浊得消，且山药有固肾止带之功；苍术燥湿运脾，以增祛湿化浊之力；车前子利湿清热，令湿浊从小便而去；椿根皮、鸡冠花、地肤子、萆薢、盐黄柏、六一散清热解毒、祛湿止痒；延胡索疏肝理气止痛。诸药相配，使脾气健旺，肝气条达，清阳得升，湿热得化，则带下自止，湿热自去，体温如常。路老在此方中，尤其强调荆芥穗的作用，盖取其风能胜湿且升发脾胃清阳之意。〔王秋风，边永君 . 路志正从湿论治内科杂病验案举隅［J］. 中国中医药信息杂志，2010，17（9）：84-85〕

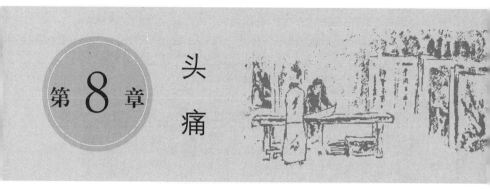

第 8 章 头痛

头痛是指因外感六淫、内伤杂病而引起的、以头痛为主要表现的一类病证。本病多因六淫邪气侵袭、情志不遂、饮食劳倦、跌仆损伤、体虚久病、禀赋不足、房劳过度等所致头窍被蒙或失养。其治当以补虚泻实、通窍止痛为法。外感头痛属实证，以风邪为主，故治疗主以疏风，兼以散寒、清热、祛湿为宜。内伤头痛多属虚证或虚实夹杂证，虚者以滋阴养血、益肾填精为主；实者当平肝、化痰、行瘀；虚实夹杂者，酌情兼顾并治。凡现代医学血管性头痛、紧张性头痛、三叉神经痛、外伤后头痛、部分颅内疾病、神经官能症及某些感染性疾病、五官科疾病的头痛等，均可参照本章内容辨证论治。

本章收录了邓铁涛、朱良春、任继学、李振华、张琪、张学文、郭子光、路志正等国医大师治疗本病的验方31首。邓铁涛治本病强调辨证论治，对各种头痛自制了多个经验方；朱良春对顽固性头痛善用虫类药，注重鼻药疗法；任继学对湿热所致的顽固性偏正头痛善用茶芽以清利湿热；李振华注重辨证治疗各种头痛，尤其擅治瘀

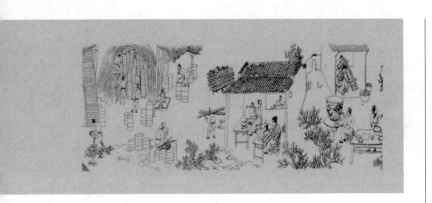

血头痛；张琪创立治疗偏头痛的基本方芎芷石膏汤；张学文治头痛经验丰富，尤擅长从肝、脑论治内伤头痛；郭子光对久病顽固性头痛重用搜风通络之品；路志正将本病虚证责之于肝肾阴虚、脾肾阳虚，实证责之于湿热、痰浊，分别创制验方治之。

邓铁涛：石决牡蛎汤

【组成】石决明 30g（先煎），生牡蛎 30g（先煎），白芍 15g，牛膝 15g，钩藤 15g，莲子心 6g，莲须 10g。

【功效】平肝潜阳。

【主治】头痛，证属肝阳上亢者。临床多见于高血压病。症见头痛、头晕等。

【用法】水煎服，每日 1 剂，分早晚 2 次服。

【经验】邓老在本方中用石决明、牡蛎介以潜之为主药；钩藤、白芍酸以收之，缓肝之急，平肝息风为辅药；莲子心清上、清心平肝，莲须实下、益肾固精为佐；牛膝下行为使药。诸药配伍，共达滋阴潜阳降压之效。〔李南夷，李艺．邓铁涛教授诊治高血压病的经验［J］．中华中医药学刊，2014，32（5）：974-977〕

邓铁涛：莲椹汤

【组成】莲须 12g，桑椹 12g，女贞子 12g，墨旱莲 12g，山药 15g，龟甲 30g（先煎），牛膝 15g。

【功效】滋肾养肝。

【主治】头痛，证属肝肾阴虚者。临床多见于高血压病。症见头痛、头晕等。

【用法】水煎服，每日 1 剂，分早晚 2 次服。

【经验】邓老在本方中用莲须、桑椹、女贞子、墨旱莲、山药实下，滋养肝肾为主药；龟甲、生牡蛎为辅药，所谓介以潜之，厚味以填之；也用下行牛膝为使药；阴虚较甚，舌光无苔则加麦冬、生地黄以强化滋肾之液。〔李南夷，李艺. 邓铁涛教授诊治高血压病的经验［J］. 中华中医药学刊，2014，32（5）：974-977〕

邓铁涛：加味选奇汤

【组成】防风 9g，羌活 9g，黄芩 9g，甘草 6g，白芍 12g，白蒺藜 12g，菊花 9g。

【功效】祛风，清热，止痛。

【主治】头痛、眉棱骨痛。临床多见于偏头痛、三叉神经痛等。

【用法】水煎服，每日 1 剂，分早晚 2 次服。

【经验】邓老此方是由李东垣《兰室秘藏》选奇汤加味而成，本方多用于初受风寒未得全解，郁久化热，复受风邪侵袭，内外相兼而发病者，治疗上以外疏风邪、内清郁热为法。原方中羌活、防风、黄芩、甘草具有祛风清热镇痛功效，药仅 4 味但效宏力专、专治头面部疼痛。本方在选奇汤的基础上加白芍、白蒺藜、菊花，介入肝经，平抑肝阳，疏风清热。〔邓铁涛．邓铁涛临床经验辑要［M］．北京：中国医药科技出版，1998，218〕

邓铁涛：赭决九味汤

【组成】黄芪30g，党参15g，陈皮6g，法半夏12g，茯苓15g，代赭石30g（先煎），草决明24g，白术9g，甘草2g。

【功效】健脾益气。

【主治】头痛，证属气虚痰浊者。临床多见于高血压病。症见头痛、头晕等。

【用法】水煎服，每日1剂，分早晚2次服。

【经验】邓老在本方中重用黄芪合六君子汤补气以除痰浊，配以代赭石、草决明以降逆平肝，若伴明显头晕，可加天麻。〔李南夷，李艺.邓铁涛教授诊治高血压病的经验［J］.中华中医药学刊，2014，32（5）：974-977〕

邓铁涛：肝肾双补汤

【组成】桑寄生 30g，何首乌 24g，川芎 9g，淫羊藿 9g，玉米须 30g，杜仲 9g，磁石 30g（先煎），生龙骨 30g（先煎）。

【功效】滋补肝肾。

【主治】头痛，证属阴阳两虚者。临床多见于高血压病。症见头痛、头晕等。

【用法】水煎服，每日 1 剂，分早晚 2 次服。

【经验】邓老在本方中用桑寄生、何首乌以补益肝肾；磁石、生龙骨镇心平肝；在此基础上再加淫羊藿、杜仲补肾壮阳、强筋壮骨；川芎行气活血；玉米须利水渗湿。全方配伍精妙，使诸症悉平。〔李南夷，李艺 . 邓铁涛教授诊治高血压病的经验［J］. 中华中医药学刊，2014，32（5）：974-977〕

邓铁涛：附桂十味汤

【组成】肉桂3g，熟附子10g，黄精20g，桑椹10g，牡丹皮9g，云苓10g，泽泻10g，莲须12g，玉米须30g，牛膝9g。

【功效】温补肾阳。

【主治】头痛，证属肾阳虚者。临床多见于高血压病。症见头痛、头晕等。

【用法】水煎服，每日1剂，分早晚2次服。

【经验】邓老在本方中用肉桂、熟附子补火助阳；黄精、桑椹滋肾益气，养阴补血；牡丹皮活血散瘀；云苓、泽泻、玉米须利水渗湿；莲须、牛膝滋养肝肾。〔李南夷，李艺.邓铁涛教授诊治高血压病的经验［J］.中华中医药学刊，2014，32（5）：974-977〕

朱良春：土苓蔓菊汤

【组成】土茯苓 30～120g，蔓荆子 10g，川芎 10g，菊花 10g，甘草 5g。

【功效】利湿泄热，祛风通络。

【主治】头痛，证属湿热者。临床多见于顽固性头痛。症见病程日久，痛无定时，疼痛剧烈。

【用法】水煎服，每日 1 剂，分早晚 2 次服。

【经验】朱老认为，本病多由湿热蕴结、浊邪害清、清窍不利所致，如误治延之日久，久病入络，脉络痹阻，则痛势甚烈，彼时祛风通络之剂难缓其苦，唯有利湿泄热为主，合祛风通络始能奏功。本方特点在于重用土茯苓，土茯苓甘淡性平，入肝胃两经，朱老认为，大剂量土茯苓治疗湿热蕴结头痛，乃取其甘淡健脾益胃，甘淡清利湿浊、分化湿热之效，盖湿浊得清，热无所附，毒随浊泄，三焦气化复常，头部清窍自利，经络闭阻自通，顽固头痛自愈。然甘淡之品如用常规量，毕竟力薄效微，缓不济急，不能显效。〔邱志济，朱建平，马璇卿.朱良春治疗顽固头痛的简便廉验特色选析 [J].辽宁中医杂志，2003，30（2）：100-101〕

朱良春：钩蝎散

【组成】炙全蝎 9g，钩藤 9g，地龙 9g，紫河车 9g。

【功效】止痛。

【主治】头痛。临床多见于偏头痛。症见痛眩呕吐，畏光怕烦，疲不能支，不仅发作时不能工作，久延屡发，亦影响脑力及视力。

【用法】以上 4 味中药共研细末，分作 10 包，每服 1 包，分早晚 2 次服。

【经验】朱老认为，偏头痛病因多与肝阳偏亢、肝风上扰有关，每于天气交换季，或辛劳、情志波动之际发作。朱老经验方钩蝎散，盖因全蝎长于祛风平肝，解痉定痛，故取为主药；钩藤善于清心热、平肝风以为佐；久痛多虚，又配伍以补气血、益肝肾的紫河车，以标本兼顾，用后常获佳效。〔朱良春.国医大师朱良春［M］.北京：中国医药科技出版社，2011，140〕

朱良春：桃红白附蚕蜈汤

【**组成**】桃仁 10g，红花 10g，制关白附 10g，白僵蚕 6g，北细辛 6g，蜈蚣 3g（碾细装胶囊吞），川芎 15g，半夏 15g。

【**功效**】除瘀化痰，通络止痛。

【**主治**】头痛，证属痰瘀阻络者。临床多见于血管神经性头痛。症见病程日久，头痛剧烈，常规止痛药无效。

【**用法**】水煎服，每日 1 剂，分早晚 2 次服。

【**经验**】朱老认为，顽固性头痛有用常法治疗久不效者，当用虫类药搜剔络中痰瘀，始能奏功。本方多在病情日久、迁延不愈时使用，此时患者亦多表现为痰瘀阻络。方中以桃仁、红花、僵蚕、蜈蚣活血化瘀；北细辛、川芎、制关白附、半夏祛风除痰，合用增强祛痰化瘀之功。本方亦可在陈士铎的"散偏汤"、龚廷贤的"清上蠲痹汤"和王清任的"通窍活血汤"等方加减治疗未见疗效时使用。

〔邱志济，朱建平，马璇卿．朱良春治疗顽固头痛的简便廉验特色选析［J］．辽宁中医杂志，2003，30（2）：100-101〕

朱良春：硫黄二乌散

【组成】生硫黄2份（水飞后无效），川乌和草乌1份，冰片少许。

【功效】散寒止痛。

【主治】头痛，证属虚寒者。临床多见于偏头痛。

【用法】外用。碾磨成细面，贮瓶备用，用时取药粉适量，姜汁拌调为丸如黄豆大塞鼻。

【经验】朱老认为鼻药疗法其奏效机制乃据《灵枢》"十二经脉，三百六十五络，其血气皆上于面，而走空窍，其宗气上出于鼻而为臭"之理。故可借其内在经络之联系，以达到"调其气血，和其营卫，平其偏胜，开其痹塞，使病邪得以驱除"的作用。本方使用1～3次即可显效，但证属风痰或湿热兼夹，则需用一味全蝎粉2g左右醋调外敷太阳穴，小块伤湿膏固定，多获速效。〔邱志济，朱建平. 朱良春鼻药疗法临床经验和用药特色［J］. 辽宁中医杂志，2001，28（6）：333-334〕

任继学：陈茶芽煎

【组成】茶芽 25g，黑豆 20g，灯心草 5g，金银花 15g，玄参 10g，蔓荆子 10g，防风 10g，天麻 10g，川芎 0.5g，辛夷花 0.5g，土茯苓 120g。

【功效】清热利湿，和中止痛。

【主治】头痛，证属阳明湿热、湿热久结者。临床多见于顽固性偏正头痛。症见头痛身重，胸脘痞闷，溲赤闭涩，口中黏腻，舌质红，苔黄腻，脉滑数或濡数。

【用法】以土茯苓煎汤，用此汤再煎余药，每日 1 剂，分早晚 2 次服。

【经验】任老经验方，方中运用茶芽以清利头目；黑豆健脾益肾；灯心草、金银花、玄参清热降火，凉血解毒；蔓荆子、防风疏散外风，清利头目；天麻止眩，川芎通络；土茯苓利水渗湿。用于阳明湿热或湿热久结患者，常获良效。〔南征.国医大师任继学〔M〕.北京：中国医药科技出版社，2011，78〕

李振华：通窍止痛汤

【组成】 赤芍15g，川芎10g，桃仁10g，红枣5枚，红花5g，老葱10cm，鲜姜5g，麝香0.1g，细辛10g，白芷10g，天麻10g，节菖蒲10g，土鳖虫10g，穿山甲10g。

【功效】 辛温通络，活血通窍。

【主治】 头痛，证属血瘀者。症见外伤后头痛，且病程日久。

【用法】 水煎服，每日1剂，分早晚2次服。

【经验】 本方乃李老在通窍活血汤原方基础上加强辛温通络之品及虫类药而成。李老认为瘀血为有形之阴邪，而脑为诸阳之会，三阳经气聚于头面，若阳虚浊邪阻塞脑络，气血瘀痹而为瘀血头痛者，必加重辛温通络，以直中瘀血阻络、阴邪凝滞而头痛的病机。故在原方已用川芎、麝香、生姜、葱白温通脉络的基础上，李老根据家传经验除再加入细辛、白芷、天麻、节菖蒲以加强辛温通络之品外，同时又用虫类药搜逐血络，宣通阳气，常用土鳖虫、穿山甲等。病程日久可与补脑汤合用。〔华荣，李郑生，张彦红，等. 李振华教授辨治瘀血头痛经验［J］. 中医药学刊，2006，24（7）：1212-1213〕

李振华：补脑汤

【**组成**】当归 10g，川芎 10g，赤芍 15g，熟地黄 15g，蒸何首乌 18g，山茱萸 15g，枸杞子 15g，节菖蒲 15g，酸枣仁 10g，丹参 15g，菊花 10g，细辛 5g，甘草 3g。

【**功效**】滋补肝肾，健脑生髓。

【**主治**】头痛，证属血瘀者。症见头痛，病程日久。

【**用法**】水煎服，每日 1 剂，分早晚 2 次服。

【**经验**】李老此方常在瘀血头痛后期症状缓解或头痛日久迁延不愈时使用。李老认为，瘀血头痛后期，瘀血渐消，头痛症状缓解，因久病及肾，肝肾亏虚，脑髓失养，"厥阴风木上触"，应以息肝风、滋肾液为主，故主张后期要注意用熟地黄、蒸何首乌、山茱萸、枸杞子等滋补肝肾，健脑生髓。若头痛日久迁延不愈则应配合通窍止痛汤使用。〔华荣，李郑生，张彦红，等. 李振华教授辨治瘀血头痛经验〔J〕. 中医药学刊，2006，24（7）：1212-1213〕

李振华：八珍汤加减

【组成】生黄芪 30g，党参 15g，白术 10g，茯苓 15g，当归 15g，川芎 10g，杭白芍 15g，桂枝 6g，白芷 10g，细辛 5g，天麻 10g，甘草 6g。

【功效】益气补血。

【主治】头痛，证属气血不足者。症见头痛头晕，遇劳则甚，神疲乏力，面色㿠白，气短，心悸怔忡，少寐多梦，舌淡苔薄白，脉沉细。

【用法】水煎服，每日 1 剂，分早晚 2 次服。

【经验】李老经验，气血不足型头痛，多用八珍汤为基础方，此方在临床常用于年老体弱、产后病后的患者，以喜戴帽子为其最大特征。本方重在健脾益气，故重用生黄芪、党参、白术以健脾益气；茯苓健脾利湿；当归、白芍养血和营；川芎活血通络；配以桂枝、白芷、细辛、天麻加强辛温通络之功。〔郭淑云，李郑生.中国现代百名中医临床家丛书·李振华［M］.北京：中国中医药出版社，2008，173-174〕

李振华：香砂六君子汤加减

【组成】白术 10g，茯苓 20g，橘红 10g，半夏 10g，郁金 10g，石菖蒲 10g，香附 10g，砂仁 8g，木香 10g，川芎 10g，白芷 10g，细辛 5g，天麻 10g，甘草 3g。

【功效】化痰降逆。

【主治】头痛，证属痰湿者。症见头痛如裹，沉重昏蒙，记忆力差，阴雨季节或疲劳加剧，伴少寐多梦，胸脘痞闷，或兼水肿，舌苔白腻，脉滑。

【用法】水煎服，每日 1 剂，分早晚 2 次服。

【经验】李老经验，痰湿夹杂时以香砂六君子汤为基础方，方中白术健脾益气；茯苓利水渗湿；橘红、半夏行气化痰；郁金、香附疏肝降逆；并配以石菖蒲加强祛痰之功；砂仁、木香、川芎、白芷、细辛、天麻祛风通络止痛。〔郭淑云，李郑生. 中国现代百名中医临床家丛书·李振华［M］. 北京：中国中医药出版社，2008，171-172〕

李振华：滋阴清肝汤

【组成】蒸何首乌20g，白芍15g，牡丹皮10g，枸杞子15g，黄精15g，山茱萸15g，泽泻12g，茯苓15g，地龙15g，桑枝30g，乌梢蛇12g，桂枝6g，蜈蚣3g，细辛5g，鸡血藤30g，丹参15g，甘草3g。

【功效】滋阴潜阳，平肝息风。

【主治】头痛，证属阴虚阳亢者。症见头痛迁延日久，伴头晕、震颤、乏力等。

【用法】水煎服，每日1剂，分早晚2次服。

【经验】李老经验方，在本方中用桂枝配伍白芍以调和营卫、活血通络，增强通络止痛之功；何首乌、山茱萸、枸杞子、黄精滋补肝肾，健脑生髓；牡丹皮、茯苓、泽泻补益肝肾兼利水渗湿；丹参、鸡血藤活血通络；细辛、桑枝、地龙、乌梢蛇、蜈蚣祛风通络止痛，诸药合用，共奏补益肝肾、祛风止痛之效。〔郭淑云，李郑生.中国现代百名中医临床家丛书·李振华［M］.北京：中国中医药出版社，2008，175-176〕

李振华：补中益气汤合桂枝汤、四物汤加减

【组成】黄芪 25g，党参 15g，白术 10g，茯苓 15g，桂枝 6g，白芍 12g，当归 10g，柴胡 6g，天麻 6g，川芎 10g，细辛 5g，白芷 10g，丹参 15g，炙甘草 5g，生姜 5 片，大枣 5 枚。

【功效】补气开阳，活血止痛。

【主治】头痛，证属气虚者。临床多见于神经性头痛，症见头痛反复发作，遇冷痛甚，恶风寒。

【用法】水煎服，每日 1 剂，分早晚 2 次服。

【经验】方中黄芪、党参、白术、大枣健脾益气，茯苓、生姜健脾利湿，桂枝辛温通络，当归、白芍养血和营，丹参、川芎活血通络，天麻息风止痛，配以白芷、细辛加强辛温通络之功，甘草调和诸药。〔丁俊丽.国医大师李振华教授运用桂枝经验［J］.中医研究，2011，24（9）：67〕

李振华：经验方1

【组成】何首乌 30g，山茱萸 15g，枸杞子 15g，牡丹皮 10g，茯苓 15g，黄精 15g，酸枣仁 5g，白芍 15g，天麻 10g，细辛 5g，菊花 12g，甘草 5g。

【功效】补肝肾，填阴精。

【主治】头痛，证属肝肾亏虚、肝风稍动者。症见头痛而空，多兼眩晕，以脑力过度或疲劳后更甚，伴耳鸣失眠，腰膝酸软，舌红少苔，脉细无力。

【用法】水煎服，每日 1 剂，分早晚 2 次服。

【经验】李老在本方中用何首乌、山茱萸、枸杞子、黄精以滋补肝肾，健脑生髓；牡丹皮、茯苓补益肝肾兼利水渗湿；酸枣仁、白芍滋养肝阴；配以天麻、细辛、菊花祛风通络止痛。全方标本兼顾，每获良效。〔郭淑云，李郑生．中国现代百名中医临床家丛书·李振华［M］．北京：中国中医药出版社，2008，169-170〕

李振华：经验方 2

【组成】柴胡 6g，香附 10g，栀子 10g，丹参 15g，白芍 15g，枳壳 10g，菊花 13g，知母 12g，生石膏 20g（先煎），生甘草 3g，石决明 30g，钩藤 15g。

【功效】疏肝理气，平肝降逆。

【主治】头痛，证属肝阳上亢者。症见头痛而眩，心烦易怒，睡眠不宁，面红口苦，口干思饮，兼见胁痛，舌红，苔黄，脉弦。

【用法】水煎服，每日 1 剂，分早晚 2 次服。

【经验】李老在本方中用柴胡、香附以疏肝解郁；配以生石膏、栀子、菊花、知母、石决明、钩藤清肝泄热；丹参活血行气；白芍敛肝阴；枳壳理脾气。全方共奏疏肝清肝、理气降逆之功效。〔万文蓉.李振华治内伤头痛经验［J］.江西中医药，1995（S2）：48-49〕

李振华：经验方 3

【组成】当归 12g，川芎 10g，赤芍 15g，桃仁 10g，红花 10g，丹参 15g，石菖蒲 10g，白芷 10g，细辛 5g，麝香 0.1g（冲服），菊花 12g，生甘草 3g，葱白 10cm。

【功效】活血化瘀，通窍止痛。

【主治】头痛，证属血瘀者。症见头痛如锥刺，经久不愈，固定不移，有外伤史，舌质紫或有瘀斑，苔薄。

【用法】水煎服，每日 1 剂，分早晚 2 次服。

【经验】李老在本方中用当归以养血和营；川芎祛风通络；赤芍、桃仁、红花、丹参活血化瘀；并配以石菖蒲祛痰；白芷、细辛、菊花祛风通络；麝香清利头目。〔万文蓉.李振华治内伤头痛经验［J］.江西中医药，1995（S2）：48-49〕

张 琪：芎芷石膏汤

【组成】川芎 30g，白芷 15g，生石膏 50g，菊花 15g，钩藤 15g，全蝎 10g，荆芥 10g，细辛 5g，黄芩 10g，生地黄 15g，白术 15g，山药 20g，甘草 15g。

【功效】散风清热，解痉止痛。

【主治】头痛，证属风热者。症见口苦发热，汗出恶风。

【用法】水煎服，每日 1 剂，分早晚 2 次服。

【经验】此方乃张老治疗偏头痛的基本方。张老认为生石膏清热在治疗外感发热时屡见奇效，同时生石膏治疗急性热病，必重用方能收功。本方重用石膏为君，清解热邪；菊花、白芷、川芎、全蝎、僵蚕祛风邪而不燥。尤以全蝎善通络脉，以搜剔风邪，凡风邪日久必入络，故叶天士有"久痛入络"之论，为此久病全蝎为必用之药，驱散风邪、又通血络。方中钩藤平肝息风，白术、山药健脾和胃，体现"见肝之病，当先实脾"以防传变的治未病思想。〔郑佳新，张玉梅.张琪教授治疗偏头痛经验［J］.中国中医药现代远程教育，2011，9（17）：63〕

张学文：变通天麻钩藤饮

【组成】天麻10g，钩藤10g，磁石30g（先煎），地龙10g，川芎10g，生龙骨30g（先煎），草决明20g，栀子10g，炒麦芽10g，菊花10g，川牛膝15g，杜仲12g，桑寄生15g。

【功效】平肝息风，益肾活血。

【主治】头痛，证属肝肾不足、肝阳偏亢、肝风上扰者。症见头痛，眩晕，头麻，耳鸣，腰酸，肢乏，烦躁易怒，手足肿胀，血压高，眠差，脉弦数。

【用法】水煎服，每日1剂，分早晚2次服。

【经验】张老此方是由镇肝息风汤和天麻钩藤饮变通而来，其避免了前者力甚猛、胃弱者不宜，后者清肝安神虽优、平肝益肾活血之力不足。方中运用天麻、磁石、生龙骨以平肝阳之上亢；钩藤、菊花、栀子、草决明清泄肝热；重用草决明还可通便泄热；杜仲、寄生补益肝肾以治本；地龙通经络而降血压；川芎、牛膝活血化瘀，引血下行；炒麦芽健脾护胃，防止重镇药损伤胃气。全方具有清肝平肝、益肾活血、通络降压之功效。〔孙景波，符文彬.张学文教授从肝论治头痛经验［J］.全国中医脑病学术研讨会论文集，2005：410-415〕

张学文：加减柴胡疏肝散

【**组成**】柴胡 12g，白芍 10g，川芎 10g，香附 10g，枳壳 10g，郁金 10g，三棱 10g，焦山楂 15g，延胡索 10g，丹参 15g，麦芽 12g，甘草 3g。

【**功效**】疏肝解郁，活血止痛。

【**主治**】头痛，证属肝气郁结、气滞血瘀、犯胃克脾者。症见头痛伴胸胁胀满不舒或胁痛、胃痛，乳房胀满，或走窜作痛，叹气或喜长出气，舌质暗红，舌下脉络粗张，脉弦涩。

【**用法**】水煎服，每日 1 剂，分早晚 2 次服。

【**经验**】张老此方乃以柴胡疏肝散为基础改造而成。原方中陈皮和胃，主理脾胃气滞，与枳壳同类，去之。因此，本方中柴胡、香附、郁金为主药，皆疏肝解郁之首选药物；川芎、丹参、三棱、延胡索活血兼行气，以化气滞血瘀之证，又兼止痛；白芍敛肝阴；枳壳理脾气；焦山楂、麦芽消导健胃，又佐疏肝活血；甘草调和诸药。本方重在疏肝活血，兼可以敛阴止痛，对肝气郁结较重，甚至气滞血瘀，犯胃作痛者，疗效颇佳，临床亦广泛用于各种肝气郁结，气滞血瘀较重所致的病证。〔孙景波，符文彬.张学文教授从肝论治头痛经验［J］.全国中医脑病学术研讨会，2005：410-415〕

张学文：新加杞菊地黄汤

【组成】枸杞子 10g，菊花 10g，生地黄 12g，山茱萸 12g，山药 15g，泽泻 10g，牡丹皮 6g，茯苓 10g，磁石 30g（先煎），川牛膝 12g，决明子 20g，川芎 12g，山楂 15g。

【功效】益肾潜阳，清脑通络。

【主治】头痛，证属肝肾阴虚、肝阳上越者。症见头痛头昏，目眩，眼干涩，视物昏花，头麻头摇，反应迟钝，记忆力减退，腰膝酸软，兼血脂高，动脉硬化，血压高，舌质红，舌下静脉色紫而胀，脉弦硬。

【用法】水煎服，每日 1 剂，分早晚 2 次服。

【经验】张老此方是由杞菊地黄丸为主化裁而成。方用生地黄、山茱萸、山药、泽泻、牡丹皮、茯苓，即六味地黄丸补益肝肾之阴以治本；枸杞子、菊花补肝肾兼明目，清肝热兼清脑；磁石滋肾水以潜阳；决明子、山楂清肝降血脂；川牛膝、川芎益肾兼活血通络。全方合用，益肾潜阳、清脑通络之力较强，对肝肾阴亏阳亢，兼有肝热、血瘀之证颇为适宜。〔孙景波，符文彬. 张学文教授从肝论治头痛经验［J］. 全国中医脑病学术研讨会，2005：410-415〕

张学文：滋阴舒肝汤

【组成】生地黄 20g，沙参 15g，麦冬 12g，丹参 15g，女贞子 10g，白术 10g，佛手 10g，当归 10g，川楝子 6g，香附 10g。

【功效】滋阴舒肝，清热活血。

【主治】头痛，证属肝肾阴虚、肝气不舒，兼血热血瘀者。症见头痛，胸胁胃脘胀痛，其痛绵绵，咽干口燥，或兼泛酸口苦，或腹胀纳差，或阴黄不退，舌红少津，脉细弦。

【用法】水煎服，每日 1 剂，分早晚 2 次服。

【经验】张老此方乃一贯煎加减化裁而成，适应病证较多，对肝、脾病后期阴虚肝郁者均有疗效。方中用生地黄、麦冬、沙参、女贞子滋补肝肾之阴，性甘平而不滋腻；川楝子、香附、佛手舒肝气之郁而无香燥之弊；川楝子、佛手又可清热止痛。肝病久郁必犯脾胃，方中用白术健脾益气，气郁日久必及血分，用丹参化解血分之瘀。全方具有较强的滋阴舒肝之力，又可清热活血，健脾止痛。

〔孙景波，符文彬 . 张学文教授从肝论治头痛经验［J］. 全国中医脑病学术研讨会，2005：410-415〕

张学文：偏头痛经验方

【组成】磁石15g，决明子10g，菊花10g，赤芍10g，钩藤10g，豨莶草10g，山楂10g，川牛膝10g，丹参15g，地龙10g。

【功效】活血化瘀，通络止痛。

【主治】头痛。临床多见于偏头痛。症见头痛病程日久，发无定时，多在两侧头部，多因情志、劳累诱发。

【用法】水煎服，每日1剂，分早晚2次服。

【经验】张老认为，本病多因外感、劳累、情志不畅等诱发，病机为肝热脑络瘀血，治疗当清脑通络为核心。方中磁石、决明子、菊花、赤芍、钩藤平肝阳、清肝热；豨莶草、山楂、川牛膝、丹参、地龙通脑络。肝肾不足者加山茱萸、杜仲、桑寄生；痰浊明显加石菖蒲、胆南星、天竺黄；瘀血证加三七；火热明显加黄芩、夏枯草。张老经验，治疗偏头痛当以平肝阳、清肝热、通脑络为治疗核心，辨证用药。〔刘绪银.清脑通络止偏头痛——国医大师张学文治疗脑病经验之四〔J〕.中医临床杂志，2011，18（3）：100〕

郭子光：经验方

【组成】全蝎 10g（水洗去盐），地龙 10g，僵蚕 10g，川芎 10g，荆芥 10g，防风 10g，细辛 3g，白芷 15g，薄荷 15g，羌活 10g。

【功效】搜风通络，逐瘀止痛。

【主治】头痛，证属风邪入络、脉络瘀阻者。临床多见于顽固性头痛。症见头胀痛、刺痛，痛处固定，病程日久，舌红，苔薄白，脉细涩。

【用法】水煎服，每日 1 剂，分早晚 2 次服。

【经验】郭老此方是由川芎茶调散和三虫汤变化而来，使用本方当脉症合参，证属风邪入络、脉络瘀阻者方可使用。其临床特点有三：一是病久顽固不愈；二是痛处固定；三是一般活血化瘀药治疗无效或效果不显。按"久病入络"当从实论治，以通为补。故治宜搜风通络，逐瘀止痛。郭老在本方中用荆芥、防风、细辛、白芷、羌活、薄荷味辛走散，以搜风邪为君药；全蝎、地龙、僵蚕味辛走散入血分，温行血脉，逐瘀通络为臣药；川芎味辛性温归经入肝，搜风通络、活血止痛为佐。诸药合用，共奏搜风通络、活血止痛之功。〔高尚社．国医大师郭子光教授辨治头痛验案赏析［J］．中国中医药现代远程教育，2011，9（10）：9-10〕

路志正：二至首乌汤

【组成】女贞子 12g，墨旱莲 12g，何首乌 12g，枸杞子 9g，怀牛膝 9g，桑寄生 15g，菟丝子 9g，钩藤 9g，炒白术 9g，炒麦芽 9g。

【功效】滋养肝肾。

【主治】头痛，证属肝肾阴虚者。

【用法】水煎服，每日 1 剂，分早晚 2 次服。

【经验】"精不足者，补之以味"。路老认为，临证凡见肝肾阴虚者，常用墨旱莲、何首乌、枸杞子、牛膝、桑寄生等药以滋补肝肾。"善补阴者，必于阳中求阴，则阴得阳升而泉源不竭。"故配菟丝子既能补阴，又能助阳，助阳而不燥，补阴而不腻。然阴虚之体，肝肾本亏，水不涵木，肝阳略有偏颇，故加钩藤以平肝阳。上类药物阴柔者居多，有助湿碍脾之嫌，配炒白术、炒麦芽以防其滋腻，互相配合，组成二至首乌汤，治肝肾阴虚所致之头痛颇为合拍。〔路志正. 路志正医林集腋［M］. 北京：人民卫生出版社，1990，205〕

路志正：温阳通络饮

【组成】太子参 15g，炙黄芪 15g，熟地黄 15g，炒白术 12g，菟丝子 12g，怀山药 12g，当归 12g，川芎 9g，川附片 6g（先煎），细辛 3g，蜈蚣 3 条。

【功效】温阳通络，温肾健脾。

【主治】巅顶头痛，证属脾肾阳虚者。症见每日晨起发作，自颈项上行过巅顶至前额发胀疼痛，颈项活动受限，至夜间不服药痛亦自止，平素喜静，伴视物不清，神疲体倦，纳差，舌质淡，脉虚弱无力。

【用法】水煎服，每日 1 剂，分早晚 2 次服。

【经验】路老在本方中选用了太子参、炙黄芪、白术 3 味药以健脾益气，甘温助阳；配附片、菟丝子、细辛温壮肾阳，温经通络；当归、熟地黄、山药养血和营，阴中求阳；蜈蚣、川芎搜逐血络，宣通阳气。全方温阳之中寓存阴之意，滋阴之际含求阳之功，静补之中有通经之能，走窜之中现动补之风，正邪兼顾，阴阳相济，疗效肯定。〔路志正. 路志正医林集腋［M］. 北京：人民卫生出版社，1990，206〕

路志正：香柴枳术汤加减

【组成】柴胡9g，炒芥穗9g，醋香附9g，半夏9g，广陈皮9g，炒枳壳9g，黄柏9g，炒苍术10g，车前子12g，白芍12g，鸡冠花15g。

【功效】疏肝健脾，清热利湿。

【主治】头痛，证属肝郁脾虚者。

【用法】水煎服，每日1剂，分早晚2次服。

【经验】路老本方是由柴胡疏肝散化裁而来。方中白芍、柴胡、炒芥穗养血柔肝；香附、枳壳理气疏肝；半夏、苍术、陈皮健脾和胃，扶土抑木；车前子、黄柏、鸡冠花以清热燥湿。〔路志正.路志正医林集腋［M］.北京：人民卫生出版社，1990，207〕

路志正：夏蒲礞石汤

【**组成**】青礞石 30g（先煎），陈皮 6g，半夏 9g，茯苓 9g，黄芩 9g，石菖蒲 9g，远志 9g，白术 9g，天麻 9g。

【**功效**】化痰开窍。

【**主治**】头痛，证属痰浊者。

【**用法**】水煎服，每日 1 剂，分早晚 2 次服。

【**经验**】夏蒲礞石汤是路老治疗痰浊头痛的经验方。盖痰浊内生乃脾胃素虚，运化失常所致。故方中重用白术、茯苓、陈皮健脾祛湿，以治生痰之源，配半夏、天麻补虚以治其本；痰浊上蒙清窍，诸症蜂起用青礞石、石菖蒲、远志涤痰开窍以治其标。浊痰久郁有化热之势，佐加黄芩清热。诸药相伍，共奏健脾祛湿、化痰开窍之功，标本兼顾，投之辄应。〔路志正.路志正医林集腋［M］.北京：人民卫生出版社，1990，208〕

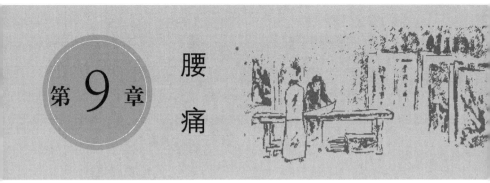

第**9**章　腰痛

　　腰痛又称"腰脊痛"，是指因外感、内伤或挫闪导致腰部气血运行不畅，或失于濡养引起腰脊或脊旁部位疼痛为主要症状的一种病证。本病多因内伤、外感与跌仆挫伤所致筋脉痹阻，腰府失养所致。其治当以舒筋止痛为法。腰痛治疗当分标本虚实。感受外邪属实，治宜祛邪通络，根据寒湿、湿热的不同，分别予以温散或清利；外伤腰痛属实，治宜活血祛瘀、通络止痛为主；内伤致病多属虚，治宜补肾固本为主，兼顾肝脾；虚实兼见者，宜辨主次轻重，标本兼顾。凡现代医学腰肌纤维炎、强直性脊柱炎、腰椎骨质增生、腰椎间盘病变、腰肌劳损等腰部病变以及某些内脏疾病以腰痛为主要症状者均可参考本章辨证论治。

　　本章收录了邓铁涛、朱良春、任继学、李振华、李辅仁、张琪、裘沛然等国医大师治疗本病的验方 10 首。邓铁涛用活血化瘀法治瘀滞型腰痛；朱良春善用温药治寒湿瘀阻之腰痛，对强直性脊柱炎善用药对益肾壮督、蠲痹通络，并强调内服汤药与峻猛药煎汁外用相结合；任继学治本病重温经散寒、祛风通络，善用引经药；李振华

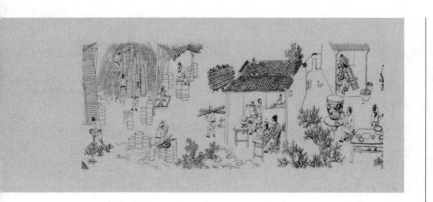

善用熏洗疗法治腰痛伴下肢麻木；李辅仁用补肾健脾法自创四仙汤治疗肾虚腰痛；张琪从风寒湿论治腰痛；裘沛然健脾利水、滋阴益肾以治虚劳腰痛。

邓铁涛：治腰腿痛方

【组成】当归 15g，丹参 15g，乳香 5g，没药 5g，生地黄 25g，赤芍 15g，白芍 15g，甘草 5g。

【功效】活血化瘀，通络止痛。

【主治】腰腿痛。临床多见于坐骨神经痛。

【用法】水煎服，每日 1 剂，分早晚 2 次服。

【经验】邓老运用丹参、当归以活血化瘀；乳香、没药止痛消肿；生地黄、赤芍、白芍凉血滋阴，甘草调和诸药。〔邓铁涛．邓铁涛临床经验辑要［M］．北京：中国医药科技出版，1998，218〕

朱良春：寒瘀湿痹汤

【**组成**】生川乌10g（均切厚片，粉末弃之，不需先煎），桂枝30g，炒白术30g，生白芍50g，生甘草15g，干姜10g，白酒250g。

【**功效**】散寒除湿，通络止痛。

【**主治**】腰腿痛，证属寒湿瘀阻者。临床多见于原发性坐骨神经痛。症见臀、髋部反射性剧痛和麻木，患肢不能伸直，舌淡，苔白薄，脉沉弦。

【**用法**】水煎服，每日1剂，分早晚2次服。酒、水各半浸泡2小时后，加水同煎60～70分钟（久煎毒减）。

【**经验**】朱老此方是由《金匮要略》乌头桂枝汤合《伤寒论》甘草附子汤化裁而得。本方大剂量使用白芍，朱老认为，取仲景桂枝加芍药汤之意，变桂枝之解外为解内，变桂枝之和外而为和内，桂枝汤倍芍药，导引入内，同时依靠桂枝汤药力在内发生作用，由太阳转属太阴者，由太阴还出之太阳。大剂量白芍在乌头桂枝汤中发挥缓痉挛、通经脉的作用，酒、水同煎，白酒辛甘大热，可活血行气，提神御寒，扩张血管，促进血液循环。临床中，还需借助峻猛药煎汁外擦痛处以增强疗效，峻猛药煎汁外用，安全无忧，可直达病所，助内服药使寒凝立解，闭塞立通，方用生马钱子薄片、生草乌片各30g，共煎1小时，取汁400mL左右后，加食用陈醋100mL混和，用纱布蘸擦痛处，每日3次，1剂可用5～7天。〔邱志济，朱建平，马璇卿.朱良春治疗坐骨神经痛廉验特色选析——著名老中医学家朱良春教授临床经验（48）〔J〕.辽宁中医杂志，2003，30（12）：955-956〕

朱良春：加减曲直汤

【组成】炙山茱萸 30g，生地黄 30g，生白芍 30g，鸡血藤 30g，知母 10g，当归 10g，乳香 10g，威灵仙 15g，生甘草 15g，制附子 9g，肉桂 9g，生黄芪 20g。

【功效】补益肝肾，通络止痛。

【主治】腰痛，肝肾亏虚证。临床多见于原发性坐骨神经痛。

【用法】水煎服，每日 1 剂，分早晚 2 次服。

【经验】朱老此方是由张锡纯治疗肝虚腿痛之曲直汤加减化裁而得，该类坐骨神经痛常因误治，致肝肾虚损，不能荣养经络，病延日久。朱老认为应从肝肾虚着手，但不能缺少温阳之品，故本方在山茱萸、生黄芪补益肝气，生地黄、知母润燥滋肾的同时，仍须使用附桂等辛温之品，只要用量稍减。因坐骨神经痛多为阴证，除已转化为热痹外，一般均应用附桂兴阳为要药。同时方中大剂量使用山茱萸、生白芍、生地黄敛阴和阳。方中威灵仙配鸡血藤通十二经，外祛风、内化湿，对四肢痛、重、麻木，尤治下肢疗效肯定。朱老还强调：对寒瘀湿痹，要知守方，常有药后痛反增剧，是邪正相搏、气血即通之佳象，切忌胸无定见，朝方暮改。〔邱志济，朱建平，马璇卿.朱良春治疗坐骨神经痛廉验特色选析——著名老中医学家朱良春教授临床经验（48）[J].辽宁中医杂志，2003，30（12）：955-956〕

朱良春：经验方

【组成】穿山龙 50g，全当归 10g，淫羊藿 15g，生地黄 15g，熟地黄 15g，露蜂房 10g，地鳖虫 10g，补骨脂 30g，骨碎补 30g，鹿角片 10g，制胆南星 30g，徐长卿 15g，甘草 6g。

【功效】益肾壮督，蠲痹通络。

【主治】骨痹，证属肾督亏虚、络脉痹阻。临床多见于强直性脊柱炎。症见腰骶部及颈部反复疼痛，腰部晨僵明显，弯腰、下蹲均受限，下肢怯冷，乏力，舌苔薄，脉细。

【用法】水煎服，每日 1 剂，分早晚 2 次服。

【经验】朱老认为，本病与肾督密切相关，故治以益肾壮督、蠲痹通络为法。选用三组药对穿山龙、全当归益气养血，祛风除湿，活血通络，调整机体免疫功能，改善疼痛等主要症状；露蜂房、地鳖虫相伍，祛风搜剔作用更强，又兼活血通络，更能益肾壮督，为顽痹所常用；补骨脂、骨碎补相伍，生、熟地黄、淫羊藿、鹿角片等大队壮腰补肾之品以延缓关节软骨退变，抑制新骨增生，且能巩固疗效，防止复发。同时，朱老指出，久痛多瘀、多痰，凡顽痹久治乏效，必须采用搜剔深入经隧骨骱之品，制胆南星功擅燥湿化痰，祛风定惊，消肿散结，尤善治骨痛，用量应从 20～30g 起用，少则乏效，若效不著，亦可逐渐增加至 50～60g，则止痛、消肿疗效更佳。〔李靖.朱良春治疗痹证验案 2 则［J］.江苏中医药，2012，44（10）：51-52〕

任继学：经验方

【组成】炮附子 5g，肉桂 10g，露蜂房 10g，乌梢蛇 15g，地鳖虫 5g，全蝎 2g，蜈蚣 1 条，千年健 10g，追地风 10g，没药 5g，木瓜 10g，甘草 5g。

【功效】温经散寒除湿，祛风通络止痛。

【主治】腰腿痛，寒湿痹阻证。症见腰腿疼痛难忍，患肢怕冷，舌红苔白，脉沉弦而缓。

【用法】水煎服，每日 1 剂，分早晚 2 次服。

【经验】任老认为，本病多由起居不当，感受寒湿之邪，若正气不足，未能及时清除邪气，或邪气潜伏于正虚之所，则致邪气流连所致。故选用炮附子、肉桂以温经散寒；露蜂房、乌梢蛇、地鳖虫、全蝎、蜈蚣祛风通络，破血逐瘀而止痛；千年健、追地风祛风湿，健筋骨；没药活血止痛；木瓜舒筋活络，善治久风顽痹，为下肢疾患引经药；甘草调和诸药。〔刘艳华，任喜洁．任继学教授治疗痛证医案 4 则［J］．长春中医药大学学报，2010，26（5）：678-679〕

李振华：温经通痹散

【组成】川乌、草乌、当归、川芎、丹参、透骨草、生麻黄、桑枝、木瓜、红花、细辛、独活、秦艽、白芷、桂枝。〔以上药物全部按1:1配比〕

【功效】温经散寒，活血通络。

【主治】腰腿痛。临床多见于腰椎间盘突出症引起的下肢麻木。症见下肢麻木不仁，关节不利。

【用法】熏洗。上述中药等比打碎后过100目筛网，制成粉剂混匀，每次使用30g。

【经验】李老此方选用川乌、草乌、细辛、桂枝、白芷以辛热散寒，祛风止痛；当归、川芎、红花行气活血化瘀；独活、秦艽治疗风湿痹证，下肢多用之；桑枝、生麻黄、木瓜有舒筋止痛的功效，可缓解腓肠肌痉挛、四肢麻木、关节不利等症；透骨草、丹参活血消肿，改善微循环。诸药配伍，共奏温经散寒、活血化瘀、祛风通络、消肿止痛、通利关节之功效。〔李鹏鸟，魏薇.国医大师李振华教授温经通痹散熏洗治疗下肢循环障碍60例〔J〕.光明中医，2013，28（9）：1802-1803〕

李振华：加味四君子汤

【组成】党参 15g，白术 10g，茯苓 15g，阿胶 15g（烊化），炒枣仁 15g，薏苡仁 30g，补骨脂 12g，续断 21g，狗脊 15g，桑寄生 24g，肉桂 6g，丹参 20g，乌药 9g，西茴 6g，甘草 3g。

【功效】益气养血，补肾强腰。

【主治】产后腰痛，证属气血亏虚、肾虚骨弱者。临床多用于产后大出血、血止后出现的腰痛、发凉等症。

【用法】水煎服，每日 1 剂，分早晚 2 次服。

【经验】李老认为，此方多用于产后失血过多，气血不足，肾精亏虚，经络失养而致的腰颈部酸沉疼痛、发凉诸症。本方以四君子汤为基础方，取其"脾胃为气血生化之源"之意，同时补肾强腰以治其虚。方中党参、白术、茯苓、甘草、薏苡仁补中益气健脾，以资气血生化之源；阿胶、续断、狗脊、桑寄生补肝肾、强腰膝；肉桂温运阳气以通经脉，鼓舞气血生长；丹参、乌药、西茴理气通络，以防补药壅滞。全方重在治本，脾肾得补，精血已充，腰府得养，经脉通畅则诸症渐愈。〔郭淑云，李郑生．中国现代百名中医临床家丛书·李振华［M］．北京：中国中医药出版社，2008，185-187〕

李辅仁：四仙汤

【组成】仙茅 10g，淫羊藿 10g，焦神曲、焦麦芽、焦山楂各 10g，威灵仙 10g。

【功效】补肾健脾，填精通络。

【主治】腰腿痛，肾虚证。症见肾虚腰膝疼痛，失眠早醒，多梦惊恐，肢体麻木。

【用法】水煎服，每日 1 剂，分早晚 2 次服。

【经验】李老此方主要针对肾虚所致的腰膝疼痛，方中仙茅、淫羊藿温肾壮阳，祛除寒湿，强筋壮骨；焦神曲、焦麦芽、焦山楂消食导滞，健运脾胃；威灵仙祛风除湿，疏通经络。本方对肾虚所引起的失眠早醒、多梦惊恐、肢体麻木、阳痿等症亦有一定疗效。〔刘毅，李世华.李辅仁治疗老年病经验［M］.北京：中国中医药出版社，2004，96〕

张　琪：芎桂通络止痛汤

【组成】川芎 15g，桃仁 15g，苍术 15g，狗脊 15g，肉桂 10g，当归 20g，丹参 15g，羌活 10g，防己 10g，秦艽 15g，独活 10g，防风 10g，甘草 10g。

【功效】祛风散寒除湿，活血通络。

【主治】腰腿痛。临床多见于坐骨神经痛、神经根炎诸症、慢性肾小球肾炎、肾盂肾炎等。症见经治疗尿常规阴性仍腰痛不除者，遇寒则甚，喜温喜按，舌质淡或紫，苔白，脉沉。

【用法】水煎服，每日 1 剂，分早晚 2 次服。

【经验】张老此方是由《东垣试效方》中川芎肉桂汤化裁而成，本方多用于风寒湿外袭，阻于脉络，血络瘀阻而致的腰痛。方中羌活、独活、防己、苍术、防风、肉桂驱风寒除湿；桃仁、当归、川芎行血活血；加丹参、秦艽增舒筋活血、祛风湿之效；更有狗脊强筋骨助肾。本方对慢性肾小球肾炎、肾盂肾炎经治疗尿常规阴性仍腰痛不除者，亦有明显疗效。〔张佩青.国医大师张琪［M］.北京：中国医药科技出版社，2011，142-143〕

裘沛然：经验方

【**组成**】黄芪 50g，生牡蛎 40g，泽泻 18g，淫羊藿 18g，生白术 18g，黄柏 18g，玉米 18g，赤茯苓 15g，白茯苓 15g，龟甲 20g。

【**功效**】健脾利水，滋阴益肾。

【**主治**】虚劳腰痛。症见腰部酸痛日久，口渴索饮，神疲乏力，舌质淡，边有齿痕，苔薄白，脉虚细。

【**用法**】水煎服，每日 1 剂，分早晚 2 次服。

【**经验**】裘老认为，腰为肾之府，腰部酸痛以肾亏为多，故以补肾为治疗大法，同时兼顾脾主运化，以免出现浮肿，宜益气运脾以防患于未然。方中重用黄芪、生白术补脾益气；生牡蛎、泽泻、淫羊藿、龟甲滋阴固肾；黄柏、玉米、赤茯苓、白茯苓燥湿利水。〔王庆其，李孝刚，邹纯朴，等.国医大师裘沛然之诊籍（十二）[J].浙江中医杂志，2012，47（1）：20-21〕

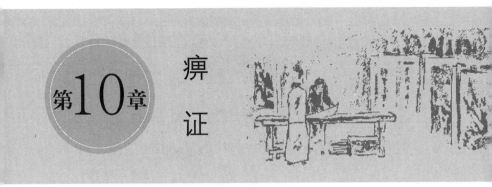

第10章 痹证

　　痹证是指风、寒、湿、热等邪气闭阻经络，影响气血运行，导致肢体筋骨、关节、肌肉等处发生疼痛、重着、酸楚、麻木，或关节屈伸不利、僵硬、肿大、变形等症状的一种疾病。轻者病在四肢关节肌肉，重者可内舍于脏。本证多因外感风寒湿热之邪、劳逸不当、久病体虚、饮食不节或跌仆外伤所致邪气滞留肢体筋脉、关节、肌肉，经脉闭阻，不通则痛。其治当以祛邪通络为法。根据邪气的偏盛，分别予以祛风、散寒、除湿、清热、化痰、行瘀、通络；久痹正虚者，应重视扶正，补肝肾、益气血是常用之法。与现代医学结缔组织病、骨与关节等疾病相关，常见疾病如风湿性关节炎、类风湿性关节炎、反应性关节炎、肌纤维炎、强直性脊柱炎、痛风、增生性骨关节炎等出现痹证的临床表现时，均可参考本章辨证论治。

　　本章收录了邓铁涛、朱良春、李济仁、李振华、李辅仁、张琪、周仲瑛、路志正、颜德馨等国医大师治疗本病的验方36首。邓铁涛用家传外洗秘方配合内服治疗本病；朱良春治痹证强调益肾壮督治其本，蠲痹通络治其标，治热痹喜用热药反佐，治顽痹善用生南星、

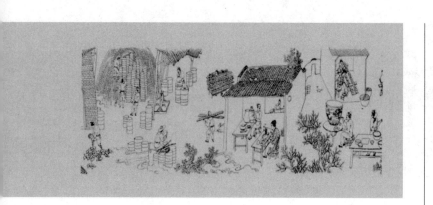

生半夏，研制益肾蠲痹丸治各种痹证；李济仁验方覆盖了骨痹、肌痹、皮痹、脉痹，辨证用药，内外合治，有汤剂、丸剂、搽剂；李振华治疗顽痹、痛风重在健脾祛湿，把温中健脾除湿与清热通经活络巧妙结合，既蠲除痹证又顾护脾胃；李辅仁验方适用于痹证及风湿性关节炎，讲究药物配伍；张琪自创痹证十方辨治各类痹证，是对痹证治疗的全面总结；周仲瑛运用白薇煎为基本方随证配伍治疗顽痹；路志正验方适用于类风湿关节炎、痛风；颜德馨验方龙马定痛丹适用于各种痹痛，特别注意方中有毒药物马钱子的制备和用法。

邓铁涛：风湿性关节炎方

【组成】豨莶草 15g，老桑枝 30g，宣木瓜 12g，晚蚕砂 10g，威灵仙 15g，赤芍 15g，甘草 5g，宽筋藤 24g，络石藤 24g，银花藤 24g。

【功效】祛风清热，通络止痛。

【主治】热痹。临床多见于风湿性关节炎。症见关节、肌肉灼热、红肿、疼痛，甚则痛不可触，得冷则舒。

【用法】水煎服，每日 1 剂，分早晚 2 次服。

【经验】邓老经验方，本方中运用豨莶草、晚蚕砂以祛除风湿；老桑枝、赤芍补血滋阴，凉血消肿；宣木瓜、威灵仙、宽筋藤、络石藤、银花藤舒筋活络，增强祛风湿痹之功。〔邓铁涛 . 邓铁涛临床经验辑要［M］. 北京：中国医药科技出版社，1998，218〕

邓铁涛：肢节疼痛外洗方

【组成】海桐皮12g，细辛3g，艾叶12g，荆芥9g，吴茱萸15g，红花9g，桂枝9g，川续断9g，当归尾6g，羌活9g，防风9g，生川乌12g，生姜12g，生葱连须5条。

【功效】祛风活血，通络止痛。

【主治】痹证，证属风寒湿痹、瘀痹者。症见肢体关节疼痛、肿胀、遇冷加重，得温稍减。

【用法】外用。煎水加米酒30g、米醋30g，热洗患处，每日2次。

【经验】此方为邓老家传秘方。方中生川乌、海桐皮祛风除湿；艾叶、桂枝、吴茱萸、川续断温经通络；红花、当归尾活血化瘀；羌活、细辛、荆芥、防风、生姜祛风散寒。〔邓铁涛.邓铁涛临床经验辑要［M］.北京：中国医药科技出版社，1998，218〕

朱良春：益肾蠲痹丸

【组成】熟地黄 150g，全当归 150g，淫羊藿 150g，仙茅 150g，炙露蜂房 150g，炙乌梢蛇 150g，炙僵蚕 150g，鹿衔草 150g，骨碎补 150g，炙全蝎 40g，炙蜈蚣 40g，炙蜣螂虫 100g，炙地鳖虫 100g，生甘草 50g。〔本药已有成药，市售〕

【功效】通络止痛。

【主治】各种痹痛。症见发热，关节疼痛、肿大、红肿热痛、屈伸不利、肌肉疼痛、瘦削或僵硬、畸形的各类痹证、顽痹。

【用法】每包 8g，每服 1 包，每日 3 次，饭后服。

【经验】益肾蠲痹丸是朱老 20 世纪 70 年代的研究成果，是以温肾壮督、钻透逐邪、散瘀涤痰类药（地黄、当归、淫羊藿、鹿衔草等）和血肉有情之虫类药（全蝎、蜈蚣、露蜂房、炙乌梢蛇、地鳖虫、僵蚕）配伍而成，功能益肾壮督、蠲痹通络、标本兼顾、攻补兼施。朱老以用益肾壮督治其本，蠲痹通络治其标，乃意在改善局部组织的血液循环，增加受累神经和退行骨质营养物质的供应，对各类痹痛均疗效肯定。〔朱良春.国医大师朱良春［M］.北京：中国医药科技出版社，2011，138-139〕

朱良春：豨莶芍草汤

【组成】豨莶草15g，赤芍15g，白芍15g，制何首乌15g，葛根15g，牛蒡子15g，钩藤15g，刺蒺藜15g，僵蚕6g，甘草6g，蝉衣6g。

【功效】平肝通络止痛。

【主治】项痹，证属肝阴不足、肝风上扰者。症见颈项胀痛，转侧不利，伴有头部冷感，烦躁失眠，口干苦，便秘等症，舌红，苔薄黄，脉细数。

【用法】水煎服，每日1剂，分早、中、晚3次饭后服。

【经验】《河间六书》云："头目眩晕者，由风木旺……而木复生火，风火皆阳……两阳相搏，则为之旋转。"经云："东风生于春，病在肝，俞在颈项。"故春气通于肝，若颈项痹痛发于春令或恼怒之后，当责之于肝，治宜柔肝、平肝、通络。朱老在此方中伍以牛蒡子、僵蚕意取牛蒡子、僵蚕二药均化高处络中之风痰，通十二经脉，牛蒡子能升能降，主治上部风痰，颈项痰核，味辛能散结，味苦能泄热，且性冷滑，开上启下；蝉衣质轻性浮，达表驱风，气清凉散；又选钩藤、刺蒺藜手足厥阴之药，盖足厥阴主风，手厥阴主火，钩藤、刺蒺藜通心包于肝木，盖风静火熄，则诸症自除，钩藤不仅疏泄外风，亦能平息内风，刺蒺藜镇肝风、泻肝火、益气化痰、散湿破血，亦有凉血养血、善行善破，专入肺、肝，宣肺之滞、疏肝之瘀之说。何首乌养肝血、补肝肾、和阴阳，意取标本同治。〔邱志济，朱建平，马璇卿.朱良春治疗颈椎病经验和特色选析［J］.辽宁中医杂志，2003，30（6）：427-428〕

朱良春：通痹汤

【组成】当归 10g，鸡血藤 30g，威灵仙 30g，炙土鳖虫 10g，炙僵蚕 10g，乌梢蛇 10g，地龙 10g，露蜂房 10g，甘草 6g。

【功效】益肾壮督，通络除痹。

【主治】风湿免疫类的疑难病症。症见病程日久，伴腰膝酸软，头晕耳鸣，四末不温，畏寒肢冷等，舌淡，苔白，脉沉弱。

【用法】水煎服，每日 1 剂，分早晚 2 次服。

【经验】朱老在疑难杂病的辨证中提出了"久病多虚，久病多瘀，久痛入络，久必及肾"的理论，本方中扶正使用当归、鸡血藤补益气血，露蜂房固本壮督、温煦肾阳，而逐邪则多用乌梢蛇、土鳖虫、僵蚕、地龙之类虫蚁搜剔之品，配合威灵仙软坚化瘀通络。整首方剂扶正与祛邪并重，标本同治，使正气充足，邪无容身之所，则阳得以运，气得以煦，血得以行，顽疾斯愈矣。〔潘峰，朱剑萍，郭建文．朱良春应用痹通汤治疗疑难杂症经验［J］．中医杂志，2013，54（16）：1360-1362〕

朱良春：加味导痰汤

【组成】生半夏 60g，穿山龙 60g，生南星 15g，制南星 15g，炒枳实 18g，茯苓 20g，风化硝 8g（入煎），陈皮 6g，生姜 6g，甘草 6g，威灵仙 30g，肉苁蓉 30g，当归 30g，鹿角霜 30g。

【功效】祛痰通络止痛。

【主治】项痹，证属顽痰深伏、痰饮多年停伏中脘者。症见颈项部、上肢痉挛疼痛，酸麻无力，夜难入寐，纳差便溏，舌淡苔白薄，脉沉滑。

【用法】水煎服，每日 1 剂，分早、中、晚 3 次饭后服。

【经验】朱老认为，颈项或肩臂筋脉挛急痹痛多由顽痰深伏或痰饮多年停伏中脘，逆之于上所致，故选用“导痰汤”（济生方）合“指迷茯苓丸”（千金方）加减，创“加味导痰汤”配合“益肾蠲痹丸”标本同治。本方用半夏独多，降之即所以导之，故名导痰。生南星、生半夏为冲动性祛痰药，性力颇强，证见阴寒痼闭，湿痰坚凝，用之对证，功效颇著。总结使用生南星、生半夏三要：一要严嘱煎煮时间，大剂量 30 分钟，小剂量 20 分钟，且 1 剂分 3 次服；二要辨属实证，体实，确属阴寒痼闭，湿痰坚凝；三要时时不忘扶正，生半夏、生南星毕竟是峻猛药，久用多用必伤正气。知三要者，万无一失也。〔邱志济，朱建平，马璇卿．朱良春治疗颈椎病经验和特色选析［J］．辽宁中医杂志，2003，30（6）：427-428〕

朱良春：温经蠲痛汤

【组成】当归 10g，熟地黄 15g，淫羊藿 15g，川桂枝 10g，乌梢蛇 10g，鹿衔草 30g，制川乌 10g，甘草 5g。

【功效】温经止痛。

【主治】虚痹，痹证初期。症见肢体关节疼痛，可伴腰膝酸软，头晕耳鸣，畏寒肢冷，得温则舒等症。

【用法】水煎服，每日 1 剂，分早晚 2 次服。

【经验】朱老治疗痹证的基本指导思想为"攻不伤正、补不碍邪"。朱老认为，痹证的形成，与正气亏虚密切相关，即其初起，也要充分顾护正气，一般不用防风汤、羌活胜湿汤之类，而选用自拟温经蠲痛汤。方中当归补气血；淫羊藿、鹿衔草、熟地黄补肾督；乌梢蛇祛风通络；配合川乌、桂枝之温经散寒。意在顾护正气，正气充足，邪无容身之所，则阳得以运，气得以煦，血得以行，而顽疾斯愈矣。〔朱良春.国医大师朱良春［M］.北京：中国医药科技出版社，2011，144-145〕

朱良春：加减六味汤

【组成】生地黄 15g，熟地黄 15g，山茱萸 20g，怀山药 20g，鸡血藤 20g，茯苓 15g，牡丹皮 15g，泽泻 15g，党参 15g，木瓜 15g，生白芍 15g，川石斛 15g。

【功效】补虚逐痹。

【主治】项痹，证属肝肾阴虚者。症见颈椎、肩、臂挛痛，眩晕、腰酸、耳鸣、少寐或失眠等。

【用法】水煎服，每日 1 剂，分早晚 2 次服。

【经验】朱老认为，颈椎病多由肝肾阴虚、气血不荣所致，多用补虚逐痹法治之。方选加减六味汤，配合益肾蠲痹丸收效更佳。朱老认为肾藏精主骨，肝藏血主筋，颈椎病发于筋骨，缠绵难愈。加之本为肝肾阴虚之体，久病则肝肾阴虚更甚，阴虚者亦血虚，阴血均虚，不能荣养筋骨，加之湿热、痰浊、瘀结，既而发病。方中生、熟地黄、山茱萸、生白芍、鸡血藤、川石斛均是补虚逐痹之首选药，尤对肝肾阴虚证更加合拍，历代医家颇多论述，此证配合益肾蠲痹丸乃取动静结合、相反相成的配伍法则。〔邱志济，朱建平，马璇卿.朱良春治疗颈椎病经验和特色选析［J］.辽宁中医杂志，2003，30（6）：427-428〕

朱良春：乌桂知母汤

【**组成**】川乌，川桂枝，知母，寒水石。

【**功效**】清热除痹。

【**主治**】热痹。症见关节红肿热痛，伴发热等症。

【**用法**】水煎服，每日 1 剂，分早晚 2 次服。

【**经验**】朱老治热痹喜用热药反佐，其自拟"乌桂知母汤"即寒水石、知母配对，清热泻火，除烦止渴，同时以制川乌、川桂枝为对反佐知母、寒水石，长期实践证明颇能提高疗效，久用无弊。〔邱志济，朱建平，马璇卿.朱良春治疗顽痹使用对药的经验［J］.辽宁中医杂志，2000，27（6）：247-248〕

李济仁：三子疏肌除痹丸

【组成】天仙子30g，苍耳子30g，炙马钱子15g（等量麻黄同煎后弃麻黄），鸡血藤50g，活血藤50g，炙乳香30g，没药30g，葛根50g，薏苡仁50g，香白芷50g，生甘草40g。

【功效】祛风活血，通络止痛。

【主治】肌痹，证属湿热者。症见肌肉酸痛、肿胀，四肢沉重，抬举无力，身热不扬，汗出黏滞，食欲不振，胸脘痞闷，面色萎黄，大便不畅，小便黄少，舌红苔白腻厚或黄腻，脉濡数或滑数。

【用法】上药共研细末。另以细生地黄100g、羌活30g、独活30g、土茯苓100g、当归30g煎成浓汁，兑适量蜂蜜，泛丸，每丸3g重，每天早晚各服2丸。

【经验】李老此方多用于湿热型肌痹后期，即在服用二妙散（《丹溪心法》）加味后的巩固期使用。方中天仙子解痉止痛；苍耳子散风除湿；炙马钱子、鸡血藤、活血藤活血通络；炙乳香、没药配伍止痛兼消肿；葛根、薏苡仁、香白芷健脾燥湿；配以生地黄、当归生津和血，羌活、独活、土茯苓祛风除湿。煎汁和药，坚持服用，巩固治疗。〔李济仁，仝小林.痹证通论［M］.合肥：安徽科学技术出版社，1987，63〕

李济仁：红灵酒

【组成】生当归60g（切片），杜红花30g，花椒30g，肉桂60g（薄片），樟脑15g，细辛15g（研细末），干姜30g（切碎片）。

【功效】祛风活血，通络止痛。

【主治】皮痹。临床多见于硬皮病。症见腰膝酸软，足跟疼痛，头晕耳鸣，四末不温，畏寒肢冷，性欲减退，阳痿遗精，或月经错后，舌淡苔白，脉沉弱或细缓等。

【用法】外用。上药用50%乙醇1000mL，浸泡7天备用。

【经验】李老在本方中用生当归、杜红花活血化瘀；花椒、干姜、肉桂温中散寒，健胃除湿；樟脑、细辛通利关窍，祛风止痛。采取乙醇浸泡以增强其活血化瘀之力。〔李济仁，仝小林.痹证通论 [M].合肥：安徽科学技术出版社，1987，63〕

李济仁：清络饮

【组成】苦参 9g，青风藤 15g，黄柏 9g，萆薢 15g。

【功效】清热利湿，通络止痛。

【主治】热痹。症见关节疼痛，得冷则舒，舌质红，苔黄厚而干，脉数。

【用法】水煎服，每日 1 剂，分早晚 2 次服。

【经验】李老对热痹的组方，非常重视应用苦参一药，认为苦参有清热燥湿、祛风解毒之良效。以苦参治疗痹证，与《圣济总录》中治疗肌痹之"苦参丸"属意相近。同时，常配用功擅祛风除湿、舒筋活血、通络止痛的青风藤诸药。偏热者，多用清络饮加地骨皮、牡丹皮、丹参；偏风者，加羌活、独活、防风、川芎；偏湿者，加防己、泽泻等。李老在痹证治疗中，还十分重视引经药的应用和择时施治。〔李艳.国医大师李济仁辨治痹证经验集粹［J］.中医药临床杂志，2012，22（9）：806-808〕

李济仁：温经解肌汤

【组成】葛根 30g，香白芷 6g，制川乌 6g（先煎），制草乌 6g（先煎），生薏苡仁 20g，炒薏苡仁 20g，白茯苓 15g，五加皮 9g，宣木瓜 9g，川桂枝 9g，路路通 9g，炙马钱子粉 0.6g（随汤送服）。

【功效】散寒化湿，解肌通络。

【主治】肌痹，证属寒湿者。症见肌肉酸胀、疼痛，麻木不仁，皮损暗红，或肢冷节痛，四肢萎弱无力，面白唇淡，脉沉细或濡缓。

【用法】水煎服，每日 1 剂，分早晚 2 次服。

【经验】李老在本方中用葛根、白芷以解肌疏表；川乌、草乌、炙马钱子散寒定痛；薏苡仁、茯苓、五加皮、宣木瓜渗利水湿、健脾扶中；桂枝、路路通通经疏络。若肌肉萎缩加党参 9g、炙黄芪 15g、熟地黄 15g；吞咽不利，食后泛恶加姜半夏 6g、莱菔子 9g、紫苏梗 9g。〔李济仁，仝小林. 痹证通论［M］. 合肥：安徽科学技术出版社，1987，63〕

李济仁：尪痹经验方

【组成】 熟附片 15g，补骨脂 10g，川续断 10g，桑寄生 10g，怀牛膝 15g，威灵仙 10g，制草乌 6g，片姜黄 10g，炙穿山甲 15g，鸡血藤 15g，雷公藤 10g，生麻黄 6g，桂枝 6g，杭白芍 10g。

【功效】 温肾逐寒，强筋健骨。

【主治】 尪痹。临床多见于类风湿关节炎。症见以小关节为主，多发性肿痛或小关节对称性肿痛，伴晨僵。

【用法】 水煎服，每日 1 剂，分早晚 2 次服。

【经验】《素问·痹论》云"骨痹不已，复感于邪，内舍于肾"，内外二因相合而生成。外因触感风寒，或"以水为事"，风寒湿三气侵入，"积寒留舍"，聚于关节；内因肾虚，肾气不摄纳肾精，治疗颇为棘手。李老此方以从肾治本为关键，药中熟附子、补骨脂、川续断、桑寄生、怀牛膝温肾强筋健骨；威灵仙、制草乌、片姜黄除风逐寒湿；穿山甲、鸡血藤、雷公藤治血搜风通络，消瘀散结，使"血行风自灭"也；麻黄透皮肉不仁之邪；桂枝、白芍调和营卫。〔刘龙海.运用老中医李济仁尪痹从肾论治经验举隅［J］.基层中药杂志，1994，8（1）：39-40〕

李济仁：生肌养荣汤

【组成】熟地黄 15g，何首乌 15g，怀山药 12g，山茱萸 9g，阿胶 9g（烊化），鹿角胶 9g（烊化），淡附片 9g（先煎），上肉桂 5g，巴戟天 9g，潞党参 9g，全当归 9g，鸡血藤 9g，活血藤 9g，细砂仁 6g，广陈皮 9g，炙马钱子粉 0.6g（随汤送服）。

【功效】温肾补脾，益气养血。

【主治】肌痹，证属脾肾不足者。症见肌肤不仁，肌肉软弱无力，四肢怠惰，身体消瘦，脘腹微胀，纳谷不香，便溏，吞咽困难，毛发稀疏脱落，畏寒肢凉，舌淡苔白，脉沉迟弱。

【用法】水煎服，每日 1 剂，分早晚 2 次服。

【经验】李老认为，脾肾不足证多见于肌痹后期，日久不愈，累及脾肾。方中熟地黄、何首乌、怀山药、山茱萸、阿胶、鹿角胶大补阴血；淡附片、上肉桂、巴戟天温补命火，求阳于阴血之上；党参培补中气；当归、鸡血藤、活血藤养血活络；砂仁、陈皮行气健脾，用于补药之中，使之补而不滞；炙马钱子粉增强肌肉收缩力，逐步改善肌肉症状。〔李济仁，仝小林.痹证通论［M］.合肥：安徽科学技术出版社，1987，63〕

李济仁：阳和复脉汤

【组成】炙麻黄9g，川桂枝9g，炙川乌6g（先煎），草乌6g（先煎），鹿角胶9g（烊化），当归身9g，川芎6g，白芥子9g，巴戟天12g，熟地黄12g。

【功效】温经散寒，活血通脉。

【主治】脉痹，证属寒凝血脉者。症见脉搏减弱或消失，皮温较低，肢冷麻木疼痛，伴腰背冷痛，小便清长，面白唇淡，舌淡苔白。

【用法】水煎服，每日1剂，分早晚2次服。另：炙穿山甲15g，干地龙15g，地鳖虫15g，蜈蚣2条，共研细末，每次随汤送服，每次3g，每日2次。

【经验】李老认为，本病多由素体阳虚，阴寒内盛，兼感寒邪，两寒相得所致。方中麻黄、桂枝发汗解肌、宣通阳气；川、草乌逐寒通络；鹿角胶、熟地黄、巴戟天温肾益精；当归身、川芎养血活血；白芥子辛温化痰；炙穿山甲、干地龙、地鳖虫、蜈蚣通结散瘀。全方辛开温散、攻补并用，阳气旺则阴翳散，寒凝解则脉自通。〔李济仁，仝小林.痹证通论［M］.合肥：安徽科学技术出版社，1987，63〕

李振华：通经宣痹汤

【组成】白术 10g，云苓 15g，泽泻 10g，生薏苡仁 30g，桂枝 5g，知母 15g，防己 10g，香附 12g，丹参 18g，鸡血藤 30g，制马钱子 1g，穿山甲 8g，木香 10g，全蝎 10g，蜈蚣 3 条，乌梢蛇 15g。

【功效】温中健脾除湿，清热通经活络。

【主治】顽痹。临床多见于类风湿关节炎。症见小关节肿痛，伴晨僵，反复发作，可伴有关节畸形，自觉发热，怕热，又怕凉水凉风，舌质红，边有齿痕，苔白腻，脉弦数。

【用法】水煎服，每日 1 剂，分早晚 2 次服。

【经验】李老认为，治疗顽痹要标本兼治，治本之法在于健脾祛湿。本方攻补兼施，寒热并用，温中健脾的桂枝、白术、茯苓、薏苡仁等为补；丹参、鸡血藤以及穿山甲等虫类药通经活络为攻；桂枝辛温，温经通脉；知母苦寒滋润，润降泻火，善泻三焦之火。丹参、鸡血藤两味均养血活血，尤以血虚血瘀者首选，可作为风湿病各期的基础方。丹参苦微寒，归心肝经，善入血分，能通血脉、化瘀滞、祛瘀生新，为治痹之要药。制马钱子通络止痛有特效，但味苦性寒，毒性强烈，脾胃虚弱者忌用，李老治疗顽痹制马钱子常用量为 0.5～1g，疗效好且未见有毒副作用。李老治疗本病的特点在于把温中健脾除湿与清热通经活络药物巧妙配伍，既蠲除痹病又顾护脾胃。〔郭会卿，李沛，李郑生.李振华教授温中健脾除湿通络治疗顽痹经验［J］.中医学报，2010，25（1）：42-43〕

李振华：痛风经验方

【组成】炒白术10g，茯苓20g，泽泻18g，生薏苡仁30g，桂枝6g，知母15g，生石膏20g，丹参18g，鸡血藤30g，木香18g，苍术10g，穿山甲10g，蜈蚣3条，制马钱子1g，牡丹皮10g，香附12g，延胡索10g，乌梢蛇15g，黄柏10g，甘草3g。

【功效】健脾除湿，清热通络。

【主治】痛风，证属脾虚湿热下注者。症见足踝部疼痛，局部发热烫手，时轻时重。

【用法】水煎服，每日1剂，分早晚2次服。

【经验】李老认为，本病多由中焦脾虚，发病之标乃湿浊痰瘀为患所致，故治本之法在于健脾以绝湿浊之源。此方由四君子汤、桂枝白虎汤、桂枝知母汤、三妙散加减而成，方中白术、茯苓、生薏苡仁、苍术等健脾祛湿治本，余药清热除湿治标。同时，李老强调治热痹非石膏不能清其热，湿浊痹非桂枝不能通阳而祛湿，方中生石膏清热泻火，桂枝温经通脉，知母苦寒滋润泻三焦之火，牡丹皮、黄柏相伍凉血燥湿清热；丹参、鸡血藤、穿山甲活血通络，祛瘀生新；茯苓、牡丹皮、泽泻3味取六味地黄丸三泄之意，泄肾中湿浊之邪加速尿酸排泄；蜈蚣、乌梢蛇泄浊化瘀通络，香附、延胡索、木香理气止痛，取其治湿理气使气行则湿行，湿行则热无所存；制马钱子通络止痛快速缓解患者疼痛以治标。全方共奏健脾除湿、泄浊化瘀、清热通络止痛之功，诸药合用使脾运化功能正常，则湿浊无化生之源，肾司二便功能正常，大量湿浊之邪得以快速排泄而病告痊愈。〔李沛，郭会卿.李振华治疗痛风经验〔J〕.中医杂志，2010，51（10）：875-876〕

李辅仁：痛痹汤

【组成】功劳叶 10g，威灵仙 10g，怀牛膝 10g，穿山龙 10g，当归尾 10g，生地黄 10g，熟地黄 10g，细辛 10g，桑枝 10g，羌活 10g，独活 10g，川芎 10g，赤芍 10g，白芍 10g。

【功效】养血祛湿，补肾通络。

【主治】痹证，证属风寒湿痹者。临床多见于风湿性关节炎，类风湿性关节炎。

【用法】水煎服，每日 1 剂，分早晚 2 次服。

【经验】李老在本方中用功劳叶、威灵仙、怀牛膝以补益肝肾，祛风除湿；穿山龙、当归尾、川芎舒筋活血，通络止痛；生地黄、熟地黄滋阴清热凉血；细辛、桑枝疏外风、利关节；羌活、独活祛风散寒止痛；赤芍、白芍活血补血兼止痛。全方共奏养血祛湿、补肾通络之功。〔刘毅，李世华.李辅仁老年病独特治验［M］.北京：中国中医药出版社，2012，97〕

李辅仁：热痹汤

【组成】生石膏 30g，忍冬藤 30g，薏苡仁 15g，知母 10g，桂枝 15g，赤芍 15g，白芍 15g，功劳叶 10g，威灵仙 10g，怀牛膝 10g，生地黄 15g，防己 10g。

【功效】清热通痹，利湿通络。

【主治】痹证，证属风湿热痹者。症见关节肿痛，发热恶寒，关节屈伸不利等。

【用法】水煎服，每日 1 剂，分早晚 2 次服。

【经验】李老在本方中用石膏以清热降火；忍冬藤散热消肿；生地黄、知母滋阴凉血，泻火消肿；赤芍、白芍活血补血兼止痛；功劳叶、怀牛膝补益肝肾；薏苡仁健脾利湿；桂枝利关节疏风热；威灵仙、防己祛风除湿，利水消肿。全方具清热通痹、利湿通络之功。

〔刘毅，李世华 . 李辅仁老年病独特治验〔M〕. 北京：中国中医药出版社，2012，97〕

李辅仁：风湿性关节炎经验方

【组成】独活 10g，桑寄生 20g，当归尾 20g，鸡血藤 20g，牛膝 20g，赤芍 20g，延胡索 10g，厚朴 10g，茯神 20g，葛根 15g，木瓜 15g，甘草 3g，川续断 10g，白术 15g。

【功效】补益肝肾，宣痹止痛。

【主治】痹证，证属肝肾不足者。临床多见于风湿性关节炎。症见肢体肌肉疼痛，不能远行，口干口苦，舌淡红，苔白厚腻，脉沉弦。

【用法】水煎服，每日 1 剂，分早晚 2 次服。

【经验】李老治疗本病多用独活寄生汤加减，以滋补肝肾、祛风散寒祛湿、通经活络为原则。方中选用的独活、桑寄生、川续断三味药物，均能散风邪、通经络、利关节、胜湿气，既补养肝肾于内，又祛风散寒除湿于外，标本兼顾。同时对湿邪配用了白术、木瓜、厚朴以燥湿健脾，益气和中，如此则脾健胃和，湿祛络通，气血调和。再加上赤芍、鸡血藤、延胡索活血祛瘀，通络止痛，当归尾补血活血，祛瘀止痛，川牛膝破血通经，引血下行，合而用之，具滋补肝肾、散寒除湿、活血化瘀之功。必要时可配以中成药、膏药。

〔高尚社. 国医大师李辅仁教授治疗风湿性关节炎验案赏析［J］. 中国中医药现代远程教育，2012，15（10）：9-12〕

张 琪：热痹汤

【**组成**】生石膏 50～200g，金银花 50g，薏苡仁 30g，黄柏 30g，苍术 30g，木通 30g，桂枝 30g，防己 20g，萆薢 20g，秦艽 15g。

【**功效**】清热除痹。

【**主治**】热痹急重症。症见关节红肿灼热疼痛，肢体红斑，小便黄赤，舌赤，苔白腻，脉浮滑或滑数。

【**用法**】水煎服，每日 1 剂，分早晚 2 次服。

【**经验**】张老认为，邪气强盛的痹证急重症者，盖因其邪气方盛，故而必须使用较大药量。本方中重用石膏、金银花清热泻火解毒，才有充足的力量对热痹急重症予以迎头痛击，从而战胜邪气，扭转病势，截断病情。〔吴大真.现代名中医颈肩腰腿痛治疗绝技〔M〕.北京：科学技术文献出版社，2003，15〕

张　琪：痹一方

【组成】独活 15g，秦艽 15g，防风 15g，川芎 15g，当归 20g，熟地黄 20g，白芍 20g，桂枝 15g，党参 20g，生芪 30g，牛膝 15g。

【功效】补益肝肾，祛邪除痹。

【主治】痹证，证属肝肾两亏、气血不足者。症见腰膝冷痛，肢节屈伸不利，畏寒喜温，或肢节酸麻疼痛，重着，舌淡，脉沉弱或沉细者。

【用法】水煎服，每日 1 剂，分早晚 2 次服。

【经验】张老认为本病多由风寒湿邪侵袭所致。肝主筋，肾主骨，筋骨依赖气血之濡养，气血不足则筋脉失养，外邪乘虚而入，治疗当以补肝肾、益气血为主，如牛膝合圣愈汤（熟地黄、白芍、川芎、党参、当归、生黄芪）以补肝肾、益气血，再用独活、秦艽、防风祛风胜湿，桂枝温通血脉，合之为扶正祛邪之剂。如治产后肢节酸痛、麻木、无力，常以此方收效，有时临床表现仅为肢节疼痛重着，此时若只注意祛邪而不知扶正，不仅邪不能除，往往愈用愈虚。因此，应考虑机体情况，摆正内与外、正与邪之间的相互关系。本方以扶正为主，祛邪为辅，疼痛明显者，加细辛 5g；便溏食少、腹胀者，加茯苓 15g、白术 15g；腰膝冷痛明显者，加附子 15g。用药后全身力增，肢节酸痛随继续用药自能痊愈。〔吴大真.现代名中医颈肩腰腿痛治疗绝技［M］.北京：科学技术文献出版社，2003，17〕

张　琪：痹二方

【组成】秦艽 15g，生石膏 40g，羌活 10g，独活 10g，黄芩 10g，生地黄 20g，当归 15g，川芎 15g，赤芍 15g，白芷 15g，细辛 5g，苍术 15g。

【功效】养血清热，祛风除湿。

【主治】痹证，证属风寒湿夹有里热者。症见肢体关节疼痛较剧，或筋脉拘急牵引，运动时加重，五心烦热，便秘尿赤，或见关节红肿灼热，或变形不可屈伸，舌质红，少苔，脉细数。

【用法】水煎服，每日 1 剂，分早晚 2 次服。

【经验】张老认为，秦艽、羌活、独活、防风、细辛可疏散诸经之风邪；生地黄、当归、川芎、赤芍养血和营；苍术燥湿、黄芩清热；内清外疏并用。风热相搏，由于外观无热象，容易误作风寒湿治疗而用温热之剂，以热助热，不仅不能取效，反而使疼痛加重。此类痹证，宜用本方疏风清热，若腰酸膝软、头晕耳鸣者，加熟地黄 20g，白芍 30g；便秘者，加大黄 7g；关节肿胀者，加薏苡仁 20g、萆薢 15g；筋脉拘急牵引作痛者，加重白芍量至 50g，甘草至 15g；大便秘结者，酌加生大黄以泄热。〔吴志成.张琪治痹十方〔J〕.江苏中医药，1994，15（3）：4-5〕

张　琪：痹三方

【组成】川牛膝15g，地龙15g，羌活15g，秦艽15g，香附15g，当归15g，川芎10g，苍术15g，黄柏15g，五灵脂15g，红花15g，黄芪20g，桃仁15g。

【功效】养血通络，祛风除湿。

【主治】痹证，证属风寒湿邪痹阻、脉络不通者。症见关节肌肉疼痛日久不愈，用祛风寒诸药不效，关节疼痛如锥刺，关节变形，或见皮下结节红斑、颜色紫暗，舌质紫暗，脉沉涩。

【用法】水煎服，每日1剂，分早晚2次服。

【经验】张老此方是由《医林改错》身痛逐瘀汤原方删减而成，方中大部分为活血通络药物，兼有祛风散寒除湿之品，佐以黄芪补气扶正。张老认为，凡痹证日久，脉络阻滞，单用祛风散寒除湿之药则难以逐邪外出，必须活血通络，使气行血活，脉络通畅，则外邪可除。此方辨证重点在于痹证日久不愈，舌色紫暗，脉沉（包括一部分类风湿关节炎、神经根炎及慢性腰腿痛患者），用驱风寒之药无效，而又不属于肝肾虚者。其治疗原则是"治风先治血，血行风自灭"。凡血瘀日久，舌色多现紫暗，但临床观察亦不尽然，也有一部分血瘀患者舌色不变，因而不能单凭验舌一项，必须结合病之新久，证之虚实，全面观察分析，方能中肯。若疼痛甚者可酌加乳香10g、没药10g以活血通络，消肿止痛。〔李国平，刘香云.张琪治痹10方〔J〕.中医杂志，1992，33（10）：18-20〕

张　琪：痹四方

【组成】穿山龙 50g，地龙 50g，雷公藤 50g，薏苡仁 50g，苍术 15g，黄柏 15g，知母 15g，白芍 40g，牛膝 50g，萆薢 20g，茯苓 20g，甘草 10g。

【功效】清热利湿，舒筋活络。

【主治】痹证，证属湿热伤筋者。症见以肢体酸楚重痛或筋脉抽掣酸痛为主，伴麻木酸软，步履艰难，口渴不欲饮，手足心热，尿黄浊或黄赤，舌苔黄腻或白腻，脉缓有力或滑数。

【用法】水煎服，每日 1 剂，分早晚 2 次服。

【经验】张老认为，本病多由初罹于寒湿之邪，日久化热，湿热蕴结，伤于筋络所致，治宜清热利湿，舒筋活络。方中穿山龙、地龙、雷公藤舒筋活络；知母、黄柏、苍术清热除湿；薏苡仁、茯苓、萆薢淡渗利湿；牛膝强筋壮骨；白芍治筋脉拘挛，合之用治肢体酸楚重痛，包括神经根炎、坐骨神经痛等病。若以筋脉抽掣酸痛为主，则可重用白芍至 50g，凡属湿热伤筋者，用之皆有卓效。湿热伤筋之证候，除了肢体酸软痛麻笨重外，也可见尿黄，舌苔白腻，脉缓，手心热等候，亦用本方。〔李晓春，闻辉.张琪治痹十法〔J〕.中国社区医师，2007，32（8）：34-36〕

张 琪：痹五方

【组成】炙川乌15g，麻黄15g，赤芍20g，桂枝20g，黄芪20g，干姜10g，白术20g，茯苓20g，甘草10g。

【功效】祛寒除湿，温经通络。

【主治】痹证，证属寒湿偏盛者。症见肢体关节肌肉疼痛，以腰及下肢明显，遇冷则痛剧，得热则痛缓，痛处寒冷、沉重感明显，或关节肿胀，屈伸不利，舌苔白，脉弦紧。以及妇女白带清稀，月经愆期，男子则见少腹凉，阴囊潮湿等。

【用法】水煎服，每日1剂，分早晚2次服。

【经验】张老此方是由《金匮要略》乌头汤、肾着汤二方化裁而成。张老认为本病多由寒湿痹阻，血脉凝涩所致。方中麻黄、川乌合用善驱筋骨间之寒湿；桂枝辛开温通血脉，寒湿除、血脉通则痹证愈；茯苓、白术、干姜治寒湿弥漫三焦，身重腰冷，与麻黄、川乌合用，共治表里之寒湿。凡风寒偏重之痹证，川乌为必用之药。若寒邪在表，可用麻黄开腠理，为治寒痹之要药，但剂量不宜大，常用量为5～10g，自觉有心悸、气短、头晕者，减麻黄量至5g。若病程较久，皮肤失润，舌质紫暗，加鸡血藤30g、薏苡仁20g；白带量多加桑螵蛸20g、茴香15g、龙骨20g。〔吴志成.张琪治痹十方〔J〕.江苏中医药，1994，15（3）：4-5〕

张　琪：痹六方

【组成】苍术 15g，黄柏 15g，桂枝 15g，威灵仙 10g，防己 15g，天南星 15g，桃仁 15g，红花 15g，龙胆草 10g，羌活 10g，白芷 10g，川芎 10g。

【功效】清热化瘀，逐湿祛痰，活血通络。

【主治】痹证，证属风湿热痰瘀交织者。症见关节肌肉肿胀疼痛，缠绵不愈，关节变形，皮下结节红斑颜色紫暗，或肢体疼痛如锥刺，或伴发热夜间重，口干不欲饮，尿黄赤，舌胖有齿痕或舌质紫暗、苔白或白腻，脉弦数。

【用法】水煎服，每日 1 剂，分早晚 2 次服。

【经验】张老此方原为朱丹溪治痛风方，乃祛风清热、活血除痰、燥湿通用之剂。方中桃仁、红花、川芎活血祛瘀；天南星、苍术燥湿祛痰，黄柏、龙胆草苦寒清热；防己、白芷、羌活、威灵仙疏风。本方为治疗痛风之通用方，如类风湿性关节炎病机错杂，风、湿、热、瘀交织，脉络阻塞，周身关节游走窜痛，关节肿大、发热、变形等，非单纯祛风寒湿法所能奏效，此方疏风燥湿，化痰清热，活血逐瘀，上中下通治。〔吴大真.现代名中医颈肩腰腿痛治疗绝技〔M〕.北京：科学技术文献出版社，2003，17〕

张 琪：痹七方

【组成】蕲蛇20g，当归20g，蜈蚣2条，全蝎5g，地鳖虫5g，穿山甲7.5g，淫羊藿15g，熟地黄25g，白芍25g，秦艽15g。

【功效】搜风活血通络，补肾强筋壮骨。

【主治】痹证。临床多见于类风湿性关节炎。症见关节变形严重，关节僵直，手指足趾关节呈梭形，疼痛如锥刺。严重者运动功能丧失，或肌肉萎缩，皮肤枯燥。舌质暗，有瘀斑或有瘀点，脉沉细或沉涩。

【用法】水煎服，每日1剂，分早晚2次服。

【经验】张老认为，本病多由风寒湿之邪侵袭，日久化热，血枯液耗，筋骨失于充养所致。一方面外邪侵犯关节，关节肿大；另一方面气血不足，肌肉消瘦，甚至萎缩。本方集中诸虫药，以搜剔风邪。凡痹证关节受损，僵直变形者远非一般除风湿之剂所能奏效，必须用虫类药透骨搜风，通络止痛。其中蕲蛇或白花蛇祛风湿，通经络，《本草经疏》谓其"性走窜，善行而无处不到，故能引诸风药至病所，自脏腑而达皮毛也"，极言其搜剔风邪之力。方中全蝎治中风湿痹不仁，筋脉拘急，骨节疼痛；蜈蚣驱风镇痉止痛；穿山甲散瘀，通经络；地鳖虫活血散瘀止痛。数种虫类药配合，有较强的祛风镇痛、活血通络作用。当归、白芍、熟地黄、淫羊藿补肝肾养血，营筋骨、利关节。相互配伍，体现了扶正祛邪的治疗原则。〔李晓春，闻辉.张琪治痹十法［J］.中国社区医师，2007，32（8）：34-36〕

张　琪：痹八方

【组成】生石膏 50g，金银花 50g，防己 20g，萆薢 20g，秦艽 15g，薏苡仁 30g，桂枝 30g，黄柏 30g，苍术 30g，木通 30g。

【功效】清热解毒，疏风胜湿。

【主治】痹证，证属风湿热痹者。临床多见于急性风湿性关节炎。症见肢体关节疼痛，痛处灼热红肿，肌肤红斑或结节，多伴发热、汗出、口渴、心烦、尿黄赤等，舌质红，苔白或黄，脉滑或滑数。

【用法】水煎服，每日 1 剂，分早晚 2 次服。

【经验】张老认为，热痹的病机为风寒湿夹热，或日久化热，壅遏血脉，气血循行受阻，故关节出现红肿热痛，热侵血络，出现红斑及结节。方中防己、秦艽、桂枝祛风通络；生石膏、金银花、黄柏清热；苍术、薏苡仁除湿，全方共奏祛风除湿之效。恶寒有表证者可加麻黄解表散寒；小便短赤加滑石、泽泻、竹叶清热利水；有红斑结节者，加牡丹皮、赤芍、生地黄以凉血活血；关节积液较多，加茯苓、猪苓淡渗利湿。临床观察，有的患者用本方加活血凉血之剂后，红斑增多，乃风湿热邪自血分外透气分，从里达外之佳兆，提示邪自外解，病有转机。治疗热痹，石膏为必用之药。石膏性寒，解肌清热。凡属风湿夹热之痹证，需石膏与祛风剂合用。《吴鞠通医案》治疗痹证之属于热者，常用大剂石膏取效。痹二方与本方皆以石膏与祛风湿药合用，确有良好效果。〔吴大真.现代名中医颈肩腰腿痛治疗绝技［M］.北京：科学技术文献出版社，2003，17〕

张　琪：痹九方

【组成】当归15g，猪苓15g，苍术15g，苦参15g，茵陈15g，赤芍15g，知母10g，羌活10g，防风10g，泽泻10g，黄芩10g，甘草10g。

【功效】清利湿热，宣通经络。

【主治】痹证，证属风湿热相搏、羁留不去者。症见肢体烦痛，或肢节红肿，或全身痛，风湿结节硬痛红肿，或红斑痒甚，伴周身沉重，心烦胸闷，口渴不欲饮，尿黄，舌质红、苔黄腻，脉滑数。

【用法】水煎服，每日1剂，分早晚2次服。

【经验】张老认为，本病多由湿热蕴于肌肉关节，羁留不去所致。方中羌活、防风祛风，泽泻、猪苓利湿，苦参、黄芩、知母、苍术清热除湿，合之以治风湿夹热壅于肌肉关节。而皮下结节，浮肿，舌苔白腻，此皆风湿之邪羁留不去之兆。此方特点为上下分消，使外邪疏散，湿热蠲除，气血壅滞得以宣通，则诸症自愈。〔吴志成.张琪治痹十方［J］.江苏中医药，1994，15（3）：4-5〕

张　琪：痹十方

【组成】黄芪 75g，白芍 20g，甘草 10g，生姜 10g，大枣 5 枚，牛膝 15g，桃仁 15g，红花 15g，桂枝 15g。

【功效】益气和营，活血通络。

【主治】痹证，证属气虚络阻者。症见肢体麻木、酸软疼痛、笨重无力，或手足麻木并有蚁走感，倦怠乏力，气短汗出，舌质淡，脉缓或弱。

【用法】水煎服，每日 1 剂，分早晚 2 次服。

【经验】张老此方乃黄芪桂枝五物汤增味而成。本方以补气为主，气为血之帅，气行则血行。方中黄芪益气为主；桂枝通阳；芍药敛阴除痹；生姜、大枣调和营卫；桃仁、红花活血通络，合之以奏益气通阳行痹之效。〔李国平，刘香云.张琪治痹 10 方〔J〕.中医杂志，1992，33（10）：18-20〕

周仲瑛：白薇煎

【组成】白薇 10g，泽兰 10g，炮穿山甲 5g（先煎）。

【功效】通行血络，祛瘀透邪。

【主治】顽痹。症见头项、肩背、手足、腰腿、筋骨疼痛，遍身不遂等。

【用法】水煎服，每日 1 剂，分早晚 2 次服。

【经验】白薇煎出自《春脚集》，由东白薇 2 钱、泽兰叶 3 钱、穿山甲片 1 钱（炒黄，研）组成。周老认为，白薇煎方中白薇味苦、咸，性寒，清热益阴、利尿通淋、解毒疗疮；泽兰苦、辛，微温，活血化瘀、行水消肿、解毒消痈；穿山甲味咸，性微寒，活血散结、通经下乳、消痈溃坚，合而用之，具滋阴益精、通行血络、祛瘀透邪之功。周老在临床中多用其治疗顽痹，需辨证处方，随证配伍。

〔高红勤.学习周仲瑛教授应用白薇煎治痹经验之体会［J］.中国中医药信息杂志，2011，18（9）：85-86〕

路志正：寄生芃仙治尪方

【组成】太子参 12g，黄芪 30g，熟地黄 15g，赤芍 10g，白芍 10g，黄精 12g，牛膝 10g，桑寄生 15g，制附子 6g，秦艽 10g，威灵仙 12g，白术 10g，茯苓 12g，红花 10g，当归 10g，川芎 6g，全蝎（另装胶囊吞服）2g，地龙 12g，焦麦芽 10g，焦山楂 10g，焦神曲 10g。

【功效】补益肝肾，祛瘀化痰，活血通络。

【主治】痹证，证属肝脾肾不足、痰瘀阻滞者。临床多见于类风湿性关节炎。症见肢体关节疼痛，活动受限，伴晨僵，形体消瘦，腰膝酸软，自汗盗汗，畏寒喜暖，天气变化或过劳时症状加重，舌质淡暗、有瘀斑，苔薄白，脉沉而弱。

【用法】水煎服，每日 1 剂，分早晚 2 次服。

【经验】路老认为，根据痹证所患的部位不一、中药性味和归经的不同特点，在运用太子参、黄芪、黄精、熟地黄、当归固本扶正的同时，治标常配合使用以下药物，以发挥更好的疗效，尽快改善症状，缩短病程。手臂疼痛加姜黄、桑枝、穿山甲珠、桂枝；下肢疼痛加松节、木瓜；属风湿证加汉防己、黄柏、蚕砂；颈背部疼痛加羌活、独活、葛根、蔓荆子、防风；腰部疼痛加独活、狗脊、杜仲；小关节疼痛郁久化热加丝瓜络、忍冬藤、鸡血藤、天仙藤；痰阻加白芥子、白僵蚕、胆南星、黄芩；有瘀血加桃仁、乳香、没药、姜黄、泽兰；骨质破坏、关节变形加骨碎补、自然铜、生牡蛎、补骨脂等。〔崔应珉.肢体关节痛［M］.郑州：郑州大学出版社，2010，210-212〕

路志正：痛风性关节炎经验方

【组成】柴胡 12g，白芍 10g，炒苍术 10g，陈皮 10g，炒枳壳 12g，泽兰 12g，土茯苓 15g，萆薢 15g，醋香附 10g，益母草 15g，甘草 4g，生姜 2 片。

【功效】疏肝和胃，理脾祛湿。

【主治】痛风，证属肝胃不和、脾虚湿盛者。症见关节疼痛，伴腹部不适，腹胀，舌体胖，舌质暗滞，苔薄白而滑，脉沉弦。

【用法】水煎服，每日 1 剂，分早晚 2 次服。

【经验】路老治疗本病多用柴胡疏肝汤化裁。方中柴胡、陈皮、枳壳疏肝行气，理中和胃；白芍、香附和血通络，濡筋止痛。为更好地起到疏肝解郁作用，前药配伍益母草、泽兰、萆薢 3 味药湿瘀同治，宣痹通络，土茯苓、苍术清热解毒，燥湿健脾，甘草调和诸药为使。全方肝胃同治，气血双调，清热与解毒并进，祛湿与化瘀同施，且柴胡、枳壳升降相宜。〔高尚社.国医大师路志正教授治疗痛风性关节炎验案赏析［J］.中国中医药现代远程教育，2011，19（9）：1-3〕

颜德馨：龙马定痛丹

【组成】马钱子 30g，地鳖虫 3g，地龙 3g，全蝎 3g，朱砂 0.3g。（制备：制时先将马钱子用土炒至膨胀，再入香油炸之，待其有响爆之声，外呈棕黄色，切开呈紫红色时取出，与地龙、地鳖虫、全蝎共研细末，后入朱砂，蜜丸 40 粒。）

【功效】通络止痛。

【主治】各种痹痛。临床多见于风湿热、风湿性关节炎、风湿性肌炎、类风湿性关节炎、坐骨神经痛、腰肌劳损、颈椎病、肩关节周围炎等。症见肩背腰腿及周身疼痛，屈伸不利，肢体麻木。

【用法】每晚临睡前用糖开水送服 1 粒。服 1 周后若不效，可于每晨加服半粒至 1 粒，不可盲目增进。

【经验】马钱子，性味苦寒有毒，入肝脾经，可活血通络止痛，张锡纯尝谓其"开通经络，透达关节之力，远胜于他药"，《外科全生集》称之"能搜筋骨入骱之风湿，祛皮里膜外凝结之痰毒"。配以地鳖虫、全蝎搜剔祛风，通络止痛。佐以朱砂为衣，制约马钱子毒性，且能护心神，通血脉。诸药合用，共奏活血脉、化瘀血、祛风湿、止痹痛之功效。〔颜新.颜德馨运用龙马定痛丹治疗痹证的经验〔J〕.上海中医药杂志，1986（11）：29〕

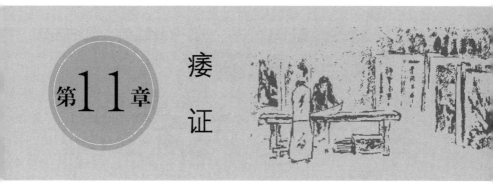

第11章 痿证

痿证是指肢体筋脉弛缓、软弱无力、肌肉萎缩或瘫痪为主要临床表现的一种病证。多因外感温热毒邪，内伤情志，饮食劳倦，先天不足，跌打损伤以及接触神经毒性药物等，致使五脏受损，精津不足，气血亏耗，经脉失养，而发为本病。其治当以舒筋通络为法。虚证宜扶正补虚为主，肝肾亏虚者，宜滋养肝肾；脾胃虚弱者，宜益气健脾。实证宜祛邪和络，肺热伤津者，宜清热润燥；湿热浸淫者，宜清热利湿；瘀阻脉络者，宜活血行瘀。虚实兼夹者，又当兼顾之。现代医学中多发性神经炎、运动神经元疾病、脊髓病变、重症肌无力、周期性麻痹等表现为肢体痿软无力、不能随意运动者，均可参考本章辨证论治。

本章收录了方和谦、邓铁涛、任继学、李济仁、李振华、何任、张琪、周仲瑛、颜德馨等国医大师治疗本病的验方42首。方和谦认为本病的基本病机是内伤虚损，创滋补汤从脾肾论治；邓铁涛认为本病脾胃虚损是关键，在辨证基础上喜重用黄芪配五爪龙；任继学在辨证论治基础上，喜用猪脊髓熬汤煎药，冲服小量马钱子粉；李

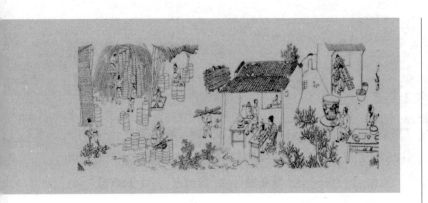

济仁对痿证治疗全面系统，对各种原因导致的痿证均有经验方，在辨证用药基础上常配伍强筋骨、通经络药物；李振华注重顾护脾胃，扶正祛邪；何任重视滋补肝肾，强筋壮骨；张琪认为本病系肝肾亏虚为本，湿热瘀血为标，用药重在补肝肾，祛湿热；周仲瑛对本病的辨治主要从辨脏腑责之脾肾肝、明病邪责之湿热瘀互结入手，善活用经方；颜德馨认为本病之病源在气虚血瘀，治疗强调益气活血，温阳化瘀。

方和谦：滋补汤化裁

【组成】党参 12g，炙甘草 6g，大枣 6g，白术 10g，熟地黄 15g，白芍 10g，当归 10g，官桂 3g，陈皮 10g，枸杞子 10g，麦冬 10g，玉竹 10g，茯苓 12g，北沙参 10g，川羌活 6g。

【功效】健脾益肾。

【主治】痿证，证属脾肾两虚者。症见眼睑下垂，睁眼困难，肌肉瘦削，四肢无力，肢冷形寒，大肉脱陷，耳鸣耳聋，腰酸腿软，遗精阳痿，溲清便溏，舌淡胖，苔薄白，脉沉迟。

【用法】水煎服，每日 1 剂，分 2 次服。

【经验】方老认为，眼外肌的乏力可归属于传统医学"痿证"范畴，《诸病源候论》中"睢目"与之近似，其基本病理是内伤虚损。就其病位而言，主要责之于脾肾。脾主肌肉，脾失健运，水谷精微乏源，则肌肉不丰，举动无力；肾藏精，肾虚则精气匮乏，无以充实形体。又因精血（肝肾）同源而互化，脾为肺之母，故与肝、肺亦密切相关。故用滋补汤针对根本，症状迎刃而解。〔方和谦.中国现代百名中医临床家丛书·方和谦［M］.北京：中国中医药出版社，2008，134-135〕

邓铁涛：白薇煎、四妙丸、牵正散方复合化裁

【组成】炮穿山甲9g（先煎），白薇15g，泽兰15g，鬼箭羽15g，制胆南星10g，炙僵蚕10g，炙全蝎5g，川石斛12g，生地黄15g，知母10g，汉防己12g，黄柏6g，炒苍术6g，生薏苡仁15g，赤芍15g，怀牛膝10g。

【功效】利湿化痰，活血通络，滋肾利脉。

【主治】痿证。证属肝肾不足、风痰瘀热痹阻者。症见起病缓慢，四肢痿弱无力，腰脊酸软，不能久立，或伴眩晕、耳鸣、遗精早泄，或月经不调，甚至步履全废，腿胫大肉渐脱，口干口苦，舌红苔白，脉沉细数。

【用法】水煎服，每日1剂，分2次服。

【经验】邓老认为，痿证为风、痰、湿、热等多重病因杂致，气血壅滞成瘀，不能濡养筋脉，病久入络，耗伤肝肾，筋骨失养，以致虚实夹杂成痿。方中运用穿山甲、鬼箭羽、赤芍活血；泽兰、生薏仁、防己、苍术利湿；黄柏、白薇清湿热；僵蚕、全蝎搜风通络；怀牛膝滋补肝肾；石斛、生地黄滋阴清热。诸药合用，使风、痰、湿、热等病邪皆除，痿证自除。〔邓中光，邱仕君.邓铁涛对重症肌无力的认识与辨证论治［J］.中国医药学报，1993，8（2）：41-42〕

邓铁涛：参芪益力汤

【组成】黄芪 60g，党参 18g，白术 15g，甘草 3g，当归头 10g，陈皮 3g，柴胡 10g，升麻 10g，五爪龙 30g，何首乌 20g，枸杞子 10g。

【功效】补脾益气。

【主治】痿证，证属脾气亏虚者。症见肢体痿软无力日重，食少纳呆，腹胀便溏，面浮不华，神疲乏力，舌淡，舌体胖大，苔薄白，脉沉细或沉弱。

【用法】水煎服，每日 1 剂，分 2 次服。

【经验】邓老认为，本病多由脾气亏虚，不能濡养四肢所致。方中黄芪、党参、白术、五爪龙健脾益气；当归活血化瘀；陈皮行气；柴胡、升麻升阳举陷；何首乌补肝脾肾；甘草调和诸药。本方配伍，使脾气渐旺，痿证自除。〔邓铁涛．邓铁涛临床经验辑要［M］.北京：中国医药科技出版社，2008，158〕

邓铁涛：补中益气汤加减

【组成】北黄芪100g，夜交藤20g，白术15g，当归10g，陈皮3g，薏苡仁20g，升麻10g，五爪龙60g，太子参30g，千斤拔30g，扁豆花10g，柴胡10g，牛大力30g。

【功效】补中益气，升阳举陷。

【主治】痿证，证属大气下陷、脾胃虚弱者。症见渐见下肢痿软无力，以致瘫痪，少气懒言，语声低微，神疲倦怠，面色淡白无华，头晕肢困，食少纳呆，便溏，舌淡苔薄，脉细软。

【用法】水煎服，每日1剂，分2次服。

【经验】邓老认为，"脾胃虚损，五脏相关"是本病的主要病机，治疗上应以补中益气、升阳举陷为主。本证虚损之重，方中非大剂量黄芪不可，加五爪龙以助黄芪补气之功，同时又不致过于温燥；用太子参、白术补气健脾、助脾运化；用当归以补血活血，治脾虚气陷；用升麻、柴胡升阳举陷；佐陈皮以理气和胃；千斤拔、薏苡仁、扁豆花健脾祛湿；牛大力强筋活络。全方配伍，可使脾气渐旺，痿证自除。〔杨晓军，刘凤斌.国医大师邓铁涛教授医案及验方［M］.广州：中山大学出版社，2013，15-16〕

邓铁涛：强肌健力饮

【组成】黄芪 30g，党参 15g，白术 15g，当归 10g，陈皮 10g，升麻 10g，五爪龙 15g，柴胡 6g，甘草 5g。

【功效】益气固本，强肌健力。

【主治】痿证，证属脾胃虚损者。症见四肢瘦削，以肩、臀部为明显，上肢无力。下肢行走如鸭步，足踝内翻或外翻，足背呈弓形。面色苍白，纳食少馨，少气懒言，语声低微。舌淡苔白、边有齿痕，脉细软。

【用法】水煎服，每日 1 剂，分 2 次服。

【经验】邓老认为本病脾胃虚损是其关键。方中重用黄芪，甘温大补脾气，以为君药；五爪龙粤人称之为"南芪"，与黄芪南北呼应，功能补脾益肺，生气而不助火，与党参、白术同助黄芪，加强补气之功；据"血为气母"之理，用当归以养血生气，与上 3 药共助黄芪以为臣；脾虚气陷，故用升麻、柴胡司升阳举陷之职；脾虚失运，且重用补气之品，则须防气滞，故用陈皮以反佐，达理气消滞之目的，与升麻、柴胡共为佐药；甘草和中，调和诸药，任使药之职。本方源于李东垣之补中益气汤，但又有异于原方，东垣用药偏轻，意在升发脾阳，以达补益中气、健运脾胃之效；邓老之强肌健力饮中参、芪、术之用量较大，针对脾胃虚损而设，虽只增五爪龙一味，其益气强肌之力倍增。〔米一鹗．卫生部国家中医药管理局评定首批国家级名老中医效验秘方精选（续集）［M］．北京：今日中国出版社，1999，210〕

邓铁涛：经验方1

【组成】北黄芪 120g，党参 40g，茯苓 15g，淫羊藿 12g，白术 20g，甘草 5g，当归头 10g，陈皮 5g，川芎 10g，柴胡 10g，升麻 10g，炒白芍 12g，五爪龙 50g，巴戟天 15g，熟地黄 24g。

【功效】补中益气，健脾益肾。

【主治】痿证，证属大气下陷、脾肾亏虚者。症见四肢瘦削，步履跟跄，筋惕肉瞤，甚则头晕目眩，四肢无力，肢冷形寒，大肉脱陷，耳鸣耳聋，腰酸腿软，遗精阳痿，溲清便溏。舌淡胖，苔薄白，脉沉迟。

【用法】水煎服，每日1剂，分2次服。

【经验】邓老认为，本病多由久病大气下陷、脾肾亏虚所致。故方中重用黄芪大补元气，辅以党参、白术、五爪龙健脾益气；当归活血化瘀；陈皮行气；柴胡、升麻升阳举陷；熟地黄补肝脾肾；川芎活血；炒白芍敛阴；另配合淫羊藿、巴戟天补肾；甘草调和诸药。诸药合用，升阳益气，健脾益肾，痿证自愈。〔杨晓军，刘凤斌.国医大师邓铁涛教授医案及验方［M］.广州：中山大学出版社，2013，19〕

邓铁涛：经验方 2

【组成】北黄芪 100g，茯苓 15g，巴戟天 15g，白术 15g，当归 15g，陈皮 5g，千层纸 5g，升麻 10g，五爪龙 50g，枸杞子 12g，桔梗 10g，扁豆花 10g，柴胡 10g，甘草 5g。

【功效】健脾祛湿。

【主治】痿证，证属脾虚夹湿者。症见渐见下肢痿软乏力，以致瘫痪，神疲倦怠，面色淡白无华，头晕肢困，脘闷纳呆，小便多，大便溏，舌淡苔薄，脉细。

【用法】水煎服，每日 1 剂，分 2 次服。

【经验】邓老认为，本病多由脾虚夹湿所致，故治疗上应以健脾祛湿为主。方中大剂量黄芪，配合白术、五爪龙健脾益气，当归活血化瘀，陈皮行气，柴胡、升麻升阳举陷，千层纸、桔梗清肺利咽，茯苓、扁豆花化痰利湿，巴戟天、枸杞子滋补肾阴肾阳，甘草调和诸药。〔杨晓军，刘凤斌. 国医大师邓铁涛教授医案及验方 [M]. 广州：中山大学出版社，2013，18〕

任继学：益髓活解汤

【组成】酒生地黄 6g，鹿角霜 15g，七叶一枝花 9g，赤芍 30g，生龟甲 9g，金银花 9g，连翘 15g，天葵花 9g，丹参 9g，羚羊角片 6g，马钱子粉 0.2g（冲服），猪脊髓 1 条。

【功效】解毒清热，活络通督。

【主治】痿证，证属毒伏督髓者。症见瘫缓四肢不遂，渐呈麻木，二便秘涩，甚者溺闭，或遗溺，大便不通，或自遗粪，颜面红，口干，心烦，头晕，腹满，皮肤干涩，肢节酸楚。舌红赤，苔淡黄，脉多沉数而滑之象。

【用法】用猪脊髓 1 条熬汤，去浮油，用此汤煎药服之。每日 1 剂，分 2 次服。

【经验】任老认为本病系热毒内侵督髓所致。故以生地黄、金银花、七叶一枝花、天葵花、马钱子、连翘、羚羊角片清热解毒；鹿角霜、龟甲、猪脊髓益肾填精；赤芍、丹参活血通络。诸药合用，使病情日复。〔任继学.任继学经验集［M］.北京：人民卫生出版社，2009，62〕

任继学：养阴益髓饮

【组成】砂熟地黄 6g，血竭粉 6g（冲服），龟甲胶 9g，黄精 30g，豨莶草 9g（酒洗），山茱萸 9g，白首乌 15g，女贞子 9g，肉桂心 9g，盐黄柏 6g，秦艽 9g（酒洗），炙马钱子粉 0.2g（冲服），猪脊髓 1 条。

【功效】滋阴补髓，活络清热。

【主治】痿证，证属阴虚髓损者。症见病程月余，四肢瘫软，肌肉消瘦，手足心热，头晕神疲，口咽干燥，二便失畅或失禁，肢顽麻，颜面萎黄，颧红，毛发焦，口唇红干。舌红尖赤少津，苔薄黄干，脉多虚数或沉涩。

【用法】用猪脊髓 1 条熬汤，去浮油，用此汤煎药服之。每日 1 剂，分 2 次服。

【经验】任老认为，本病多由阴虚髓损所致，故治宜滋阴补髓，活络清热。方中熟地黄、山茱萸、白首乌、女贞子、黄精、龟甲、猪脊髓滋补肝肾；秦艽、黄柏、马钱子清热；血竭活血通络；豨莶草通经活络；佐以少许肉桂温补肾阳，以阳中求阴之意。〔任继学.任继学经验集［M］.北京：人民卫生出版社，2009，62〕

任继学：补阳生精饮

【**组成**】鹿茸粉6g，肉苁蓉9g，巴戟天9g，当归尾30g，淫羊藿9g，红花9g，破故纸15g，黄精9g，伸筋草9g，狗脊6g，砂熟地黄6g，马钱子粉0.2g（冲服），猪脊髓1条。

【**功效**】温阳通络，生精补髓。

【**主治**】痿证，证属阳虚髓亏者。症见病程长，四肢瘫缓发凉，麻木不仁，畏寒喜温，二便失常，纳呆，小腹胀，头目昏眩，颜面青白色暗。舌淡红，苔薄白，脉多沉迟无力之象。

【**用法**】用猪脊髓1条熬汤，去浮油，用此汤煎药服之。每日1剂，分2次服。

【**经验**】任老认为，本病多由肾阳不足，精血亏虚致髓减所致。方中用鹿茸、肉苁蓉、巴戟天、淫羊藿、破故纸、狗脊温补肾阳；熟地黄、黄精滋补精血；当归尾、红花活血通络；伸筋草舒筋通络；另予马钱子清热，防止温补太过，上火之虞。〔任继学.任继学经验集［M］.北京：人民卫生出版社，2009，63〕

任继学：清热渗湿汤

【组成】鹿角片 6g，茵陈蒿 15g，苍术 9g，黄柏 30g，丝瓜络 9g，白蔻皮 9g，黄豆卷 15g，滑石 9g，茯苓皮 9g，藿香梗 6g，栀子 6g，马钱子粉 0.2g（冲服），猪脊髓 1 条。

【功效】清热利湿，通督除秽。

【主治】痿证，证属湿热者。症见起病隐而急，四肢先重，旋即瘫缓，微肿，麻木，身热不扬，胸闷口苦，身困沉重，心烦，尿短赤，大便虽秘，粪出如溏，颜面黄而透红如秽。舌红，苔黄而腻，脉多濡数之象。

【用法】用猪脊髓，1 条熬汤，去浮油，用此汤煎药服之。每日 1 剂，分 2 次服。

【经验】任老认为，本病多由湿热下注督脉，经络不通所致。方中茵陈蒿、黄柏、白蔻皮、栀子清湿热；苍术、丝瓜络、黄豆、藿香、茯苓祛湿通络；滑石、马钱子清热；猪脊髓补髓。诸药合用，诸症悉愈。〔任继学.任继学经验集［M］.北京：人民卫生出版社，2009，63〕

李济仁：四妙散加减

【组成】黄柏 10g，苍术 9g，牛膝 10g，薏苡仁 30g，泽泻 10g，车前子 10g（包煎），萆薢 9g，茯苓 9g，茵陈 15g，甘草 3g，干地龙 12g，芍药 6g，桂枝 5g。

【功效】清热利湿，和营通络。

【主治】痿证，证属湿热浸淫者。症见四肢或下肢痿软无力，甚至瘫痪，肢体灼热，得凉稍舒，或兼见微肿、麻木，胸脘痞闷，大汗或无汗，身热不扬，食少纳呆，面黄体困，首如裹，颜面虚浮，口干苦而黏，小便热赤涩痛。舌红苔黄腻，脉濡数或滑数。

【用法】水煎服，每日 1 剂，分 2 次服。

【经验】李老以黄柏苦寒清热，苍术苦温燥湿，二药合用，清热燥湿为君药；配以泽泻、车前子、茵陈利湿清热；萆薢渗湿而舒筋通络；茯苓、薏苡仁、甘草利湿健脾；芍药、桂枝、地龙和营通络；牛膝引药下行且能强健腰膝。诸药合用，则湿热得除，营卫和调，经络通利，痿疾可起。〔李济仁.痿病通论［M］.北京：人民军医出版社，1995，74〕

李济仁：凉膈散合清燥救肺汤加减

【组成】大黄 10g（后下），生石膏 30g，知母 9g，火麻仁 15g，黄芩 10g，连翘 12g，桑叶 20g，枇杷叶 10g（去毛包煎），天花粉 15g，生地黄 20g，麦冬 20g，生甘草 10g。

【功效】清热泻火，润燥养阴。

【主治】痿证，证属肺胃燥热者。症见初起发热，或伴见恶风、恶寒，发热或热退时突然出观四肢（或仅上肢、下肢）软弱无力，甚则瘫痪，渐致肌肉瘦削，皮肤干枯，烦渴引次，咳嗽痰白或黄稠，小便短赤，大便秘结。舌红苔黄燥，脉滑数。

【用法】水煎服，每日 1 剂，分 2 次服。

【经验】李老在本方中首用大黄、生石膏清热泻火以去肺胃邪热之势；黄芩、连翘清热解毒泻火；火麻仁清热润下，养阴润肠；知母清热滋阴降火；桑叶、枇杷叶清解肺热，宣肺下气，化痰止咳；天花粉、生地黄、麦冬清热润燥养阴。〔李济仁.痿病通论［M］.北京：人民军医出版社，1995，79〕

李济仁：六味地黄丸合二仙汤加减

【组成】玉竹15g，生地黄15g，熟地黄15g，山药15g，山茱萸15g，杜仲15g，千年健15g，生薏苡仁15g，炒薏苡仁15g，狗脊12g，肉苁蓉12g，鸡血藤12g，活血藤12g，仙茅12g，补骨脂12g，淫羊藿12g。

【功效】补益肝肾，舒筋活络。

【主治】痿证，证属肝肾不足者。症见病势缓慢，逐渐下肢或上肢痿弱不用，腰脊酸软不举，久则骨肉瘦削，有时麻木，拘挛，筋惕肉瞤，头晕耳鸣，两目昏花，遗精早泄，潮热盗汗，两颧潮红，低热咽干，尿少便干。舌红绛少津，脉弦细数。

【用法】水煎服，每日1剂，分2次服。

【经验】李老用药体现了守法守方、变中不变、不变中有变的规律。方用六味地黄丸中的"三补"——熟地黄、山药、山茱萸，肝脾肾三阴并补，以补肾为主。肝为藏血之脏，腰为肾之府，膝为筋之府，肾主骨生髓，精血互可转化，脾为气血生化之源，气机升降之枢。三脏并调，以补亏虚之躯。又予壮阳与滋阴泻火同用的二仙汤加减，以适应阴阳俱虚于下，而又有虚火上炎的复杂证候。李老认为，无论何种痿证，都存在湿邪留滞和脾虚湿困两种病理状态，而薏苡仁具有健脾利湿、舒利经筋之双重功效，为治疗痿证不可或缺的药物之一。综观本方，以补肝肾为主，兼顾健脾利湿，活血通络。随证辅用滋阴、补气、养血等药，各司其职，面面俱到。〔史学军.国医大师李济仁治疗进行性肌营养不良验案举隅［J］.中医药临床杂志，2012，24（5）：385-386〕

李济仁：薏苡仁汤加减

【组成】薏苡仁 30g，苍术 9g，羌活 9g，独活 9g，炮附子 10g，川芎 6g，桂枝 9g，木瓜 15g，白术 16g，茯苓 15g，杜仲 12g，甘草 6g。

【功效】温化寒湿，补脾温肾。

【主治】痿证，证属外感寒湿者。症见初起常有恶寒发热症状，或起病前有冒雨涉水、露宿湿地之病史，四肢困重、酸瘸，或见肢体拘挛，行动笨拙，乃至瘫痪，肢体不温，得热稍舒，颜面水肿，或虚浮晦滞，腰脊酸楚；脘闷纳呆，泛恶欲吐，或有肌肤瘙痒、麻木，足跗微肿。舌体胖大有齿痕，苔薄白腻，脉濡滑。

【用法】水煎服，每日 1 剂，分 2 次服。

【经验】李老在本方中用炮附子温化寒湿；薏苡仁、茯苓健脾渗湿；苍术、白术燥湿健脾；羌活、独活祛肌表之寒湿；川芎、桂枝温通经络；木瓜利湿、舒筋、通络；杜仲温补肝肾、壮筋骨、强腰膝；甘草调和诸药且有健脾作用。〔李济仁.痿病通论［M］.北京：人民军医出版社，1995，83〕

李济仁：当归四逆汤加减

【**组成**】桂枝6g，麻黄6g，淡附片10g，细辛3g，秦艽10g，独活10g，黄柏5g，知母6g，当归10g，白芍6g，怀牛膝10g，甘草5g。

【**功效**】温经散寒，补肾壮督。

【**主治**】痿证，证属寒中背俞者。症见突感胸背、腰脊部麻木或疼痛，双下肢骤觉沉重麻木，继之痿软无力，难以举步，二便不能自解，可伴有恶寒、发热，舌淡红、苔薄白，脉沉紧。

【**用法**】水煎服，每日1剂，分2次服。

【**经验**】李老在本方中用辛甘性热之附子以温通督阳，逐寒燥湿；以善疏肝肾血分风寒之细辛散寒止痛，此二药合用能温经助阳，解除入里之寒；麻黄、桂枝、白芍解表散寒、和营，与附片、细辛合用则能温散表里、解除肌肤筋骨之寒邪，通活经络卫阳之气；秦艽最善祛风寒湿邪以舒筋；黄柏、知母既可防寒邪化热之势，又能抑附子、细辛等辛燥之性以防伤阴；当归养血活血，以利血行；怀牛膝既可引诸药下行，又能强腰膝，壮筋骨，补肝肾；甘草调和诸药。〔李济仁．痿病通论［M］．北京：人民军医出版社，1995，89〕

李济仁：十枣汤加减

【**组成**】醋炙芫花 3g，甘遂 3g，大戟 3g，白术 10g，茯苓 15g，大枣 10 枚，党参 15g，炙黄芪 30g，木香 9g。

【**功效**】攻逐水饮，健脾益气。

【**主治**】痿证，证属水饮内渍者。症见身重无力，肢体浮肿，运动不能自如，行动极为困难，甚则出现吞咽困难，心悸气短，胸腹胀痛，大便稀溏或干结，小便短少，头痛目眩，眼睑青黑。舌体胖，边有齿痕，苔白滑，脉沉弦。

【**用法**】水煎服，每日 1 剂，分 2 次服。

【**经验**】李老在本方中用甘遂善行经隧水湿；大戟善泄脏腑水湿；芫花善消胸胁伏饮痰癖。三药性峻烈，合而用之，则经隧脏腑胸胁积水皆能攻逐，且逐水之力甚著。但三药皆有毒，合用每易戕伤正气，故以大枣、黄芪、党参益气、健脾、护胃，以制甘遂、大戟、芫花等峻烈有毒之性；白术、茯苓又能健脾燥湿、利湿；木香一味可疏利中焦气机，以利水行。〔李济仁．痿病通论［M］．北京：人民军医出版社，1995，92〕

李济仁：温胆汤加减

【组成】浙贝母 9g，胆南星 6g，全瓜蒌 15g，黄芩 9g，竹茹 9g，生牡蛎 30g（先煎），半夏 9g，陈皮 6g，茯苓 10g，远志 6g，枳壳 9g，甘草 6g，干地龙 15g。

【功效】燥湿化痰，清热除烦，和营通络。

【主治】痿证，证属痰热郁结者。症见四肢或双下肢软弱无力，或伴见灼热疼痛，头晕头痛，心悸失眠，心烦口苦，咳嗽痰黄，自汗不已，小便短赤。舌红、苔黄腻，脉弦滑数。

【用法】水煎服，每日 1 剂，分 2 次服。

【经验】李老在本方中用浙贝母、全瓜蒌、胆南星清热散结，化痰降气；半夏、陈皮燥湿化痰；竹茹、黄芩、生牡蛎、远志清热除烦，化痰清心，潜镇安神；茯苓、枳壳渗湿健脾，宽中理气，以清痰湿滋生之源；地龙清热化痰，和营通络。〔李济仁. 痿病通论［M］. 北京：人民军医出版社，1995，95〕

李济仁: 桃红四物汤化裁

【组成】桃仁 12g, 红花 10g, 赤芍 9g, 川芎 9g, 熟地黄 15g, 全当归 12g, 鸡血藤 12g, 活血藤 12g, 牛膝 10g, 地龙 12g, 炙穿山甲 12g, 甘草 6g, 黄芪 20g。

【功效】活血化瘀, 通经活络。

【主治】痿证, 证属瘀血阻络者。症见下半身或四肢瘫痪, 二便失禁, 或大便秘结, 小便潴留, 亦可见于产后, 下肢逐渐无力、麻木, 不知痛痒, 足跗水肿、苍白, 皮肤薄枯, 继而肌肉瘦薄, 肌肤甲错, 四肢不温, 胸腰部或肌肤刺痛。舌质暗, 或有瘀血斑点, 脉沉细涩。

【用法】水煎服, 每日 1 剂, 分 2 次服。

【经验】李老在本方中用桃仁、红花、赤芍以活血化瘀; 熟地黄、当归、鸡血藤养血活血; 川芎温通血脉之气; 活血藤、牛膝、炙穿山甲、地龙活血祛瘀、通经活络; 黄芪、甘草补气和中, 以助血行。

〔李济仁. 痿病通论〔M〕. 北京: 人民军医出版社, 1995, 98-99〕

李济仁：虎潜丸加减

【组成】肥知母 10g，黄柏 10g，干地黄 129，怀牛膝 12g，锁阳 10g，炙龟甲 10g，杜仲 10g，当归 10g，白芍 15g，鸡血藤 15g。

【功效】益肾养肝，舒筋活络。

【主治】痿证，证属肝肾不足、经脉痹阻者。症见双下肢进行性痿软，步履艰辛，下肢疼痛，曾诊为痹病。舌质红、苔黄，脉细弦。

【用法】水煎服，每日 1 剂，分 2 次服。

【经验】李老认为，治痿不拘泥于独取阳明，此痹病转痿，痹痿同病。故拟用益肾养肝、舒筋活络之法，方用虎潜丸加减。此方以怀牛膝、锁阳、杜仲、龟甲益肾强筋骨；当归、白芍养血柔肝；知母、黄柏、地黄滋阴清热；鸡血藤补血活络。药符病机，诸症日渐好转，肌萎控制，行走得力。〔李艳.中国百年百名中医临床家丛书·李济仁［M］.北京：中国中医药出版社，2011，66〕

李济仁：疏风复肌汤

【组成】钩藤 15g，天麻 10g，珍珠母 20g（先煎），牡蛎 20g（先煎），佛手 10g，干地龙 15g，白僵蚕 10g，党参 15g，黄芪 30g，焦白术 10g，焦山楂 10g，焦神曲 10g，鸡内金 10g，大枣 10 枚，制黄精 20g，甘草 10g。

【功效】平肝息风，抑木扶土，疏风通络。

【主治】痿证，证属脾虚肝风者。症见面色青暗无光，头晕目眩，四肢瘦削，痿软无力，走路呈鸭步状摇摆不稳，常易跌跤，伴性情易怒。舌淡、苔薄白或薄黄，脉弦细无力或弛缓。

【用法】水煎服，每日 1 剂，分 2 次服。

【经验】李老在本方中用钩藤、天麻、珍珠母、牡蛎平肝息风；佛手舒肝和中；干地龙、白僵蚕疏风通络；党参、黄芪、制黄精益气、补血、填精、复肌，又与焦白术、焦神曲、焦山楂、鸡内金、大枣、甘草共奏健脾扶土之功。〔李济仁.痿病通论［M］.北京：人民军医出版社，1995，104〕

李济仁：逍遥散合四物汤加减

【**组成**】柴胡10g，白芍9g，佛手12g，醋香附10g，青皮6g，川芎6g，枳壳9g，白蒺藜9g，当归12g，白术10g，茯苓10g，大枣10枚，甘草6g，怀山药15g。

【**功效**】疏肝解郁，理气和脾，养血舒筋。

【**主治**】痿证，证属肝郁不调者。症见患者平素心情郁闷，在特定环境中，每易遇外界刺激而突发肢体瘫痪无力，不能行走，甚至可有精神恍惚、言语癫乱症状，常伴有胸胁胀满，纳呆嗳气，口苦，女性可有月经不调，痛经。舌红、苔薄白或白腻，脉弦或弦细。

【**用法**】水煎服，每日1剂，分2次服。

【**经验**】李老选用柴胡、佛手、香附、青皮、白蒺藜等以疏肝解郁，理气散结；白芍、川芎、当归以养血柔肝，调理血气，与前药配伍，有疏肝柔肝、和调气血的作用，且能抑制前药的香燥之性；白术、茯苓、怀山药、大枣、甘草、枳壳健脾和胃，理气宽中，既防肝木太过而伤脾，又助中土化生水谷之精微，乃一举双得之妙。

〔李济仁.痿病通论［M］.北京：人民军医出版社，1995，109〕

李济仁：牵正散合血府逐瘀汤加减

【组成】白附子 6g，僵蚕 9g，制南星 6g，全蝎 9g，半夏 9g，桃仁 12g，红花 9g，当归 10g，川芎 5g，赤芍 6g，枳壳 6g，黄芪 15g，桂枝 5g，地龙 12g。

【功效】祛风化痰，活血行瘀，舒筋活络。

【主治】痿证，证属风痰阻络者。症见感冒发热后出现神情异常（如精神呆钝、痴笑等），嗜睡、半身肢体痿软无力，不能行动，言语謇涩，或无感冒病史而于神志过激、过度兴奋激动后出现上述症状，甚则口眼㖞斜，口角时流涎沫。舌质偏黯，有瘀点，苔白腻，脉弦涩。

【用法】水煎服，每日 1 剂，分 2 次服。

【经验】李老运用白附子、制南星辛而不守，以化经络风痰；白僵蚕、全蝎祛风、解痉、消痰；半夏燥湿化痰；桃仁、红花、赤芍、川芎、桂枝、地龙活血祛瘀、疏风、舒筋通络；黄芪、当归益气、补血和血，充养经脉气血；枳壳一味既能开胸化痰，宽中理气，以助半夏、制南星等化除风痰，又能助黄芪益升清阳，通利血气，以助桃仁、红花等化瘀之力。〔李济仁.痿病通论［M］.北京：人民军医出版社，1995，112〕

李济仁：保和丸合小承气汤加减

【组成】神曲 20g，谷芽 15g，麦芽 15g，山楂 15g，莱菔子 15g，陈皮 6g，茯苓 12g，砂仁 6g（后下），半夏 9g，大黄 9g（后下），枳实 12g，厚朴 12g，柴胡 6g，薄荷 3g。

【功效】消食导滞，升清降浊。

【主治】痿证，证属食积不化者。症见暴饮暴食后突然四肢瘫软，无力行步，常伴胸闷腹胀、嗳腐吞酸，甚则胃脘胀痛，或呕吐不消化食物，吐后痛减，大便不爽。舌苔厚腻，脉滑。

【用法】水煎服，每日 1 剂，分 2 次服。

【经验】李老在本方中用神曲、山楂、谷芽、麦芽消食化积；大黄、枳实泻下降浊，消积导滞，诸药合用则能消除胃内积滞，共为主药；莱菔子、厚朴消积化滞，理气除胀；陈皮、半夏、茯苓、砂仁宽中理气，健脾和胃；柴胡、薄荷气清味薄，升发清气，又能防积滞化热。诸药合用，则积滞得消，脾胃功能得复，水谷精微之气得以输布于周身，故痿病可愈。〔李济仁.痿病通论［M］.北京：人民军医出版社，1995，119〕

李济仁：右归丸加减

【组成】熟地黄15g，山茱萸15g，甘枸杞子15g，补骨脂15g，桑寄生15g，怀牛膝15g，当归15g，千年健15g，宣木瓜15g，鸡血藤15g，活血藤15g，杜仲15g，桂枝10g。

【功效】益肾填精，养肝舒筋。

【主治】痿证，证属肾精亏虚、肝血不足者。症见两下肢逐感软弱无力，不能行走，面色苍晦，形体消瘦，两腿肌肉萎缩，时感麻木疼痛，步履蹒跚，姿似鸭步，足跟疼痛，耳鸣，食欲不振，夜尿增多，大便正常，舌淡苔薄，脉沉濡。

【用法】水煎服，每日1剂，分2次服。

【经验】中医学治疗痿证，《黄帝内经》中有"独取阳明"之说。但李老认为不可拘泥，应辨证论治。本病病机多属肾精亏虚，肝血不足。根据肝肾同源、精血互生之论，以补肾为法，方以右归丸方化裁。方中熟地黄、山茱萸、枸杞子、桑寄生、怀牛膝以补肝肾，填精补血；予补骨脂、杜仲强筋续骨；千年健、宣木瓜、鸡血藤、活血藤、桂枝舒筋活络，佐当归活血化瘀，以获全功。〔吴大真，李剑颖．国医大师验案精粹·内科篇［M］．北京：化学工业出版社，2011，219〕

李济仁：清燥救肺汤合益胃汤加减

【组成】麦冬 12g，生地黄 15g，沙参 15g，玉竹 10g，人参 10g（另炖），当归 10g，白芍 6g，阿胶 10g（烊化），龟甲 20g（先煎），火麻仁 12g，枇杷叶 12g（包煎），陈皮 5g。

【功效】生津润燥，滋养肺胃。

【主治】痿证，证属肺胃津伤者。症见热病后期，逐渐出现肢体软弱无力，甚则瘫痪，患肢肌肉日趋瘦削，皮毛干枯薄急，唇舌干燥，呛咳少痰或干咳无痰，精神萎靡，手足心热，两颧红赤，小便短少，大便干。舌红瘦薄少苔，舌面少津，脉细数无力。

【用法】水煎服，每日 1 剂，分 2 次服。

【经验】李老在本方中用麦冬、生地黄、沙参、玉竹以滋养肺胃受损之阴津；枇杷叶清解肺之余热，兼降肺气，去燥痰；火麻仁清解肠胃余热，润肠通便，滋养补虚；人参补益气阴；龟甲滋阴清热；津伤则血损，故用当归、阿胶、白芍补血、养血、和营，有利于痿病康复；陈皮一味理气药可防诸药滋腻肠胃。〔李济仁．痿病通论［M］．北京：人民军医出版社，1995，120-121〕

李济仁：补中益气汤合参苓白术散

【组成】炙黄芪 30g，党参 10g，白术 9g，升麻 5g，柴胡 5g，茯苓 12g，怀山药 12g，山楂 10g，神曲 10g，鸡内金 10g，白扁豆 9g，薏苡仁 15g，砂仁 6g（后下），陈皮 5g，甘草 5g。

【功效】补益脾胃，益气升阳。

【主治】痿证，证属脾胃气虚者。症见患者素日脾胃功能不好，食少，饮食稍不注意便出现腹泻，渐觉肢体软弱无力，甚至瘫痪，神疲倦怠，少气懒言，语声低微，头晕心慌，面色无华，食少纳呆，便溏，甚则脏器下垂。舌淡、苔薄或白腻，脉细软无力。

【用法】水煎服，每日 1 剂，分 2 次服。

【经验】李老在本方中重用炙黄芪补中益气、升阳举陷，配以党参、怀山药益气健脾共为主药；脾胃虚弱则水湿不运，内停中焦，辅以白术、茯苓、薏苡仁、白扁豆健脾祛湿；佐陈皮理气和胃，砂仁和胃醒脾、理气宽胸，焦神曲、焦山楂、鸡内金消食化积；更以少量升麻、柴胡，协助黄芪、党参益气升阳；甘草调和诸药。诸药合用，使脾胃强健，中气充盛，四肢得水谷气养而痿疾可复。〔李济仁.痿病通论［M］.北京：人民军医出版社，1995，126〕

李济仁：左归饮合知柏地黄丸加减

【组成】盐炒黄柏 12g，知母 9g，熟地黄 20g，山茱萸 10g，枸杞子 15g，龟甲胶 10g（烊化），墨旱莲 12g，菟丝子 15g，狗脊 10g，芍药 10g，当归 12g，宣木瓜 20g，怀牛膝 10g，泽泻 12g。

【功效】滋补肝肾，育阴清热，养筋舒络。

【主治】痿证，证属肝肾阴亏者。症见四肢或双下肢痿软无力，肌肉逐渐萎缩，久则完全瘫痪，有时麻木，拘挛，筋惕肉瞤，常伴头晕耳鸣，两目昏花，失眠健忘，咽干口燥，腰脊酸软，潮热盗汗，两颧潮红，男子遗精早泄，女子经少，尿少便干。舌红瘦薄少津，脉弦细数。

【用法】水煎服，每日 1 剂，分 2 次服。

【经验】李老在本方中重用熟地黄甘温滋肾以填真阴；黄柏、知母苦寒坚阴且泻肾中虚火，三药合用既滋补肝肾之阴，又清泻阴虚所生之内热，共为主药；枸杞子、当归、芍药补养肝血；山茱萸、菟丝子补肝益肾；狗脊、怀牛膝补肝肾、强腰膝、壮筋骨；芍药、木瓜养血、柔筋、舒络；泽泻能泻肝肾二经虚火。〔李济仁．痿病通论［M］．北京：人民军医出版社，1995，132〕

李济仁：右归饮合当归四逆汤加减

【组成】附子 9g，肉桂 5g，杜仲 10g，仙茅 12g，淫羊藿 15g，补骨脂 12g，熟地黄 30g，山茱萸 10g，怀山药 15g，当归 15g，芍药 9g，桂枝 5g，细辛 3g，制马钱子 0.3g（冲服）。

【功效】温补脾肾，温通经络。

【主治】痿证，证属脾肾阳虚者。症见四肢困重软弱无力，甚则瘫痪，面色灰滞或㿠白，畏寒肢冷，腰膝或下腹冷痛酸重，得温则痛减，久泻久痢，或五更泄泻，大便中常夹有未消化物，腹胀，或小便不利，面肢浮肿，以下肢为甚。舌质淡胖，苔白滑，脉沉细或沉迟。

【用法】水煎服，每日 1 剂，分 2 次服。

【经验】李老在本方中用制附子、肉桂补肾阳而祛风寒；杜仲、仙茅、淫羊藿温补肾阳，壮健筋骨；肉桂、怀山药、补骨脂补肾阳，固下元，暖脾土，止泄泻；重用熟地黄甘温滋肾以填精，此乃阴阳互根，寓阴中求阳之意；当归、山茱萸、芍药补血和营；桂枝、细辛温通经络，则经筋血脉可待温养通和，痿肢将得力助而动；马钱子本为苦寒大毒之品，经炮制后，寒性及毒性大减，且得诸多温养之药相制，则能通经络，强筋骨，起瘫痪；附子、茯苓温阳化气，利水渗湿。诸药合用，则脾肾阳虚可复，肢体困重、痿软可起。〔李济仁.痿病通论［M］.北京：人民军医出版社，1995，141〕

李济仁：补天大造丸

【组成】鹿茸5g，紫河车15g，龟甲30g，补骨脂20g，生地黄30g，山药30g，山茱萸15g，枸杞子30g，当归30g，茯苓20g，泽泻24g，牡丹皮18g，天冬15g，麦冬15g，五味子15g，菟丝子30g，怀牛膝27g，杜仲27g，肉苁蓉30g。

【功效】填精补髓，温阳益气。

【主治】痿证，证属胎禀怯弱者。症见小儿出生后，渐见头项较弱，倾斜，东倒西歪，遍身羸弱，足软弛缓，不能站立，兼见口软唇薄，不能咀嚼，口常流涎，手软下垂，不能握拳、抬举，肌肉松弛，活动无力，指纹淡，舌淡苔少，脉沉细尺弱。

【用法】水煎服，每日1剂，分2次服。

【经验】李老在本方中用鹿茸以补肾助阳，益精强筋骨；紫河车补肾益精，补气养血，二药共为主药。补骨脂益肾助阳；龟甲、生地黄、天冬滋补肝肾之阴；山茱萸、菟丝子、肉苁蓉温补肝肾；当归、枸杞子滋养肝血；山药、茯苓健脾补中；泽泻、牡丹皮清泻肝肾虚火；麦冬、五味子补肺养心；杜仲、怀牛膝补肝肾、强腰膝、壮筋骨。诸药合用，则肝肾精血可补，阴阳得调，五脏六腑功能得以强盛，小儿痿软可望改善。〔李济仁.痿病通论［M］.北京：人民军医出版社，1995，151〕

李济仁：补阳还五汤合三妙丸加减

【组成】炙黄芪 30g，全当归 6g，川芎 4.5g，赤芍 5g，桃仁 6g，红花 5g，地龙 6g，黄柏 6g，苍术 4.5g，怀牛膝 6g，桂枝 3g，桔梗 3g。

【功效】益气活血，清热利湿。

【主治】痿证，证属气虚血瘀者。症见以四肢瘫痪为主，尤以下肢不对称瘫痪为多见。每见于外感六淫发热期后，尤其是湿热浸淫实痿急性期，发热渐退，肢体软弱无力，皮肤欠温，或口眼㖞斜。舌质淡青或淡红，常见有瘀点或瘀斑，苔薄白或腻，脉细。

【用法】水煎服，每日 1 剂，分 2 次服。

【经验】李老在本方中重用炙黄芪以益气通阳，为主药；当归补血活血；桃仁、赤芍、红花、川芎活血通脉；黄柏、苍术清热利湿；地龙、桂枝通经活络；怀牛膝补肝肾，强腰膝；桔梗开宣肺气以利诸药发挥药性。〔李济仁.痿病通论［M］.北京：人民军医出版社，1995，153-154〕

李济仁：经验方

【组成】熟地黄 20g，甘枸杞子 15g，炒杜仲 15g，制黄精 20g，肉苁蓉 15g，锁阳 12g，淫羊藿 20g，仙茅 9g，鸡血藤 15g，红藤 15g，宣木瓜 12g，五加皮 15g，威灵仙 12g。

【功效】补益肝肾，舒筋活络。

【主治】痿证，证属肝肾不足者。症见形瘦神疲，步履艰辛，呈鸭行步态，翼状肩胛，胸骨微突，两大腿和两臂肌肉萎缩，腓肠肌反而肥大，蹲卧难起，手足痿废不用。舌苔白腻，脉来微弦，左弱右强。

【用法】水煎服，每日 1 剂，分 2 次服。

【经验】李老认为，本病症状典型，诊断并不困难。其中虽有湿热为患，但至痿弱症状出现时，外邪多已不显，主要矛盾当是精血不足，筋脉失濡，脾虚不主四肢肌肉所致。所以治疗当以大剂填补肝肾精血为要，兼顾健脾利湿，活血舒筋。《黄帝内经》曰："二八而肾气盛。"少年之际，生机旺盛，须有充足精血以供骨脉筋肉生长之需要。今病者步履艰辛，乃骨软筋弱之象。故先用熟地黄、枸杞子、黄精填精补血。然"善补阴者，必于阳中求阴"，且肾之阳气能促进阴精的化生。补阴而不温阳，则独阴不生，是以投炒杜仲、肉苁蓉、淫羊藿、仙茅、锁阳等温补肾阳之品。此诸味虽温肾而不刚燥，无劫阴之弊，且有强筋骨、利机关之功。"足受血而能步，手受血而能握"，手足不用，血不濡也。所以不但要补益肝肾之精血，还应活血通络以舒筋。鸡血藤活血且养血，用量宜大。宣木瓜、五加皮、威灵仙，以增强舒筋活络之功，更可防湿邪阻滞经络。综全方之义，重在补运二字。虽以补益肝肾为主，也不忽略活血舒筋之辅佐。〔李济仁.济仁医录［M］.合肥：安徽科学技术出版社，1996，301-302〕

李振华：半夏白术天麻汤加减

【组成】白术9g，茯苓15g，橘红10g，旱半夏10g，泽泻10g，节菖蒲10g，黄芩10g，地龙20g，鸡血藤30g，乌梢蛇15g，木瓜20g，蜈蚣3条，甘草3g。

【功效】祛痰利湿，息风通络。

【主治】痿证，证属风痰内闭、脑脉不畅者。症见肢体麻木伴有痒感，或兼见不时震颤，并有头眩、项背沉重，或见呕恶、痰多。舌质偏暗，苔黄腻，脉弦滑。

【用法】水煎服，每日1剂，分2次服。

【经验】李老认为，本病乃由平素脾虚，痰湿内盛，郁久化热，又因将息失宜而致肝风内动，风夹痰上扰清窍，横窜经络所致。治宜祛痰清热利湿，息风通络振痿。方中白术、茯苓、泽泻、橘红、旱半夏健脾化痰利湿；节菖蒲、黄芩清化痰热；地龙、鸡血藤、蜈蚣、乌梢蛇活血通络息风；川木瓜专入肝，益筋走血。诸药合用，症状自除。〔李振华.李振华中医学临床经验［M］.北京：中国医药科技出版社，2011，184-185〕

李振华：六君子汤加减

【组成】黄芪 30g，党参 15g，茯苓 15g，白术 10g，当归 12g，川芎 9g，白芍 12g，桂枝 6g，丹参 24g，鸡血藤 30g，川牛膝 15g，木瓜 21g，地龙 15g，甘草 6g。

【功效】益气健脾，活血通络。

【主治】痿证，证属脾肺气虚、筋脉失养者。症见上肢或下肢软弱无力，手不能持物，足不能任地，甚则瘫痪，渐致肌肉瘦削，皮肤干枯，气短声低，纳呆，便溏。舌淡，苔薄，脉细。

【用法】水煎服，每日 1 剂，分 2 次服。

【经验】李老认为，本病乃由脾胃虚弱、生化源亏、筋脉失养所致，故治以益气健脾、活血通络之剂而获良效。用十全大补丸善后，意在使脾胃功能进而恢复，气血渐至充沛，化源已足，诸症悉安。

〔李振华.李振华中医学临床经验［M］.北京：中国医药科技出版社，2011，183〕

何 任：六味地黄丸加减

【组成】补骨脂9g，菟丝子9g，枸杞子12g，覆盆子9g，干地黄12g，山茱萸9g，山药12g，健步虎潜丸18g（分吞），茯苓12g，牡丹皮4.5g，泽泻9g，五味子4.5g。

【功效】补肝益肾，平肝潜阳。

【主治】痿证，证属肝肾精血亏虚、肝阳上亢者。症见未能站立，携之以行则趔趄跌仆，为时有年，面色苍白。舌红，苔薄，脉细弱。

【用法】水煎服，每日1剂，分2次服。

【经验】何老认为本病多由肝肾精血亏虚所致。肝主筋，肾主骨，筋骨失于濡润，发为痿证，故治宜滋肝肾之精血，潜上亢之虚阳。方中山茱萸滋补肝肾之精血；山药补脾益肺；枸杞子养肝阴；菟丝子、覆盆子补肾而固精气；五味子敛肺益肾；补骨脂温益脾肾；茯苓、泽泻渗湿泄浊；牡丹皮清泄肝火；虎潜丸滋补肝肾，强筋健骨。诸药合用，诸症日复。〔何若苹.何任医案实录［M］.北京：中国中医药出版社，2012，124-125〕

张　琪：补阳还五汤加减

【组成】黄芪 50g，丹参 20g，红花 15g，桃仁 15g，当归 15g，地龙 15g，川芎 15g，赤芍 15g，牛膝 15g，枸杞子 20g，炙马钱子粉 0.2g，甘草 10g。

【功效】益气活血。

【主治】痿证，证属气虚络瘀者。症见肢体痿软，肌肉无力，松弛明显，或伴乏力、短气等。舌淡暗，苔薄，脉细涩。

【用法】水煎服，每日 1 剂，分 2 次服。

【经验】张老认为，本病多由气虚无力推动血液运行，髓海不足，脉道不利，筋骨肌肉失于气血之充养而致肢体不用所致。方中黄芪补气之力甚著，在益气的同时配伍丹参、红花、桃仁、当归、川芎、赤芍等活血通络之药；地龙、马钱子通络；牛膝补肾活血通络；枸杞子滋肾；甘草调和诸药。〔张琪. 跟张琪学临床〔M〕. 北京：中国医药科技出版社，2010，374-375〕

张　琪：虎潜丸合三妙散加减

【组成】熟地黄25g，生地黄25g，山茱萸15g，石斛15g，麦冬15g，五味子15g，枸杞子20g，肉苁蓉15g，巴戟天15g，牛膝15g，锁阳15g，炙马钱子1g，龟甲20g，川黄柏10g，苍术10g，甘草10g。

【功效】补肝肾，除湿热。

【主治】痿证，证属肝肾不足、湿热内蕴者。症见下肢麻木，伴有灼热疼痛感，患肢扪之发热，甚则两足欲踏凉地，头晕耳鸣，腰膝酸软。舌质暗，苔黄白而腻，脉濡数或滑数。

【用法】水煎服，每日1剂，分2次服。

【经验】张老认为，本病病位主要在肝肾，肝肾阴亏，同时又有湿热浸淫，虚实夹杂，病情复杂难治。故以补肝肾、除湿热之剂，仿虎潜丸及三妙散方化裁。重用黄芪益气；马钱子通络；熟地黄、石斛、麦冬、枸杞子、牛膝、龟甲、五味子滋补肝肾；巴戟天、肉苁蓉、锁阳补阳；川黄柏、苍术清热化湿。全方共奏益气、补肝肾、除湿热、通经络、壮筋骨之功，诸症悉平。〔张琪.跟张琪学临床[M].北京：中国医药科技出版社，2010，374-375〕

周仲瑛：补中益气汤加减

【组成】黄芪15g，当归10g，葛根10g，焦白术10g，炒薏苡仁10g，炙甘草3g，煨益智仁10g，菟丝子10g，炒枳实10g，炙僵蚕10g，制马钱子0.2g，石斛15g，土鳖虫10g，萆薢15g，鸡血藤20g。

【功效】健脾益气升清。

【主治】痿证，证属脾虚胃弱、清阳失用者。症见肢体痿软无力日重，纳呆，便溏，神疲乏力，伴头晕。舌淡体胖大，苔薄白，脉沉细或沉弱。

【用法】水煎服，每日1剂，分2次服。

【经验】周老认为，脾与胃相连，行津液上输于肺，布散全身，以润筋脉肌肉。故脾胃得健，则肺津有源，肝肾精血得充，宗筋得润，机关可利，不易致痿或痿易恢复。本病常治以益气健脾升清为主要大法，方用补中益气汤之类。以黄芪、白术、薏苡仁健脾益气；马钱子、萆薢健脾利湿。本病不仅脾虚，且常有兼症，其中最常见者为肾虚，即《脾胃论》中指出的"脾病则下流乘肾，土克水则骨乏无力"。治疗当在健脾益气升清的基础上加用菟丝子、益智仁补肾固涩；枳实行气；僵蚕、葛根、土鳖虫、鸡血藤舒筋活络；甘草调和诸药。药证相合，诸症悉愈。〔周仲瑛.国医大师周仲瑛［M］.北京：中国医药科技出版社，2011，326〕

周仲瑛：三妙丸加减

【组成】苍术15g，白术15g，葛根20g，生薏苡仁20g，黄柏10g，五加皮6g，木防己10g，木瓜10g，晚蚕砂10g（包煎），生黄芪25g，黑料豆10g，石斛15g，土鳖虫10g，萆薢15g，鸡血藤20g。

【功效】祛湿清热，补益脾肾。

【主治】痿证，证属湿热浸淫、脾气虚弱者。症见四肢痿软，肢体困重，或微肿麻木，尤多见于下肢，或足胫热蒸，或发热，胸脘痞闷，小便赤涩。舌红、苔黄腻，脉细数而濡。

【用法】水煎服，每日1剂，分2次服。

【经验】周老认为，本病多由湿热浸淫、脾气虚弱所致。故选三妙丸为主方，特别重用生苍术、生白术，再合防己、蚕砂、五加皮、木瓜等祛风化湿之品，清化湿热以治其标。方中黄芪、葛根、石斛、黑料豆补气养血，培本固元；鸡血藤、土鳖虫活血通络；加大黄芪量，可增强培补之力。药证相合，诸症悉愈。〔周仲瑛．周仲瑛医案实录[M]．北京：中国医药科技出版社，2012，782〕

周仲瑛：参苓白术散合四妙散加减

【**组成**】潞党参15g，生黄芪30g，当归15g，生白术15g，炒苍术10g，生薏苡仁20g，汉防己15g，黄柏6g，怀牛膝10g，炙全蝎6g，炙蜈蚣3条，炙黄精10g，枸杞子10g，川石斛10g，川续断20g，制南星12g，怀山药15g，淫羊藿10g，炙僵蚕10g，乌梢蛇10g，煅龙骨25g（先煎），煅牡蛎25g（先煎），鸡血藤15g。

【**功效**】脾肾双补，益气养血，息风通络。

【**主治**】痿证，证属脾肾双亏、虚风内动者。症见两目睁眼费力，咀嚼困难，肢软无力，有时肌肉眴动。舌质红，苔黄，脉细滑。

【**用法**】水煎服，每日1剂，分2次服。

【**经验**】周老以此方治疗本虚标实之证，若单补气血，易助湿生热；单清热则苦寒败胃损气；单化湿，多燥而助火伤津，且湿热不去，正气难复。故治当以补益脾肾、清热化湿、活血化瘀为基本大法。一则重在健脾补气，补后天，实先天，故重用生黄芪、党参、白术等健脾益气；佐淫羊藿、川石斛等温肾养阴，补益肝肾；龙骨、牡蛎等敛阴潜阳。一则妙用四妙散和防己黄芪汤既清化湿热，又调和气血，避免风药燥血伤阴，佐以炙全蝎、炙蜈蚣、制南星等活血化痰通络。全方健脾益肝肾，调和气血阴阳，清热化湿，活血化瘀，祛痰通络，补不滞邪，攻不伤正，相得益彰而效著。〔刘志宇，周学平，周仲瑛.周仲瑛教授治疗进行性肌萎缩症验案1例——兼论周仲瑛教授辨证疑难病特点［J］.中医药导报，2009，15（1）：17-18〕

颜德馨：桃红四物汤加减

【组成】广地龙 6g，虎杖 15g，红花 9g，黄芪 30g，千年健 9g，桃仁 9g，丹参 15g，露蜂房 9g，苍术 9g，防风 6g，附片 9g，扦扦活 15g。

【功效】补气温阳，祛痰活血。

【主治】痿证，证属痰瘀阻滞脉络、阳气不行者。症见肢体不用，头项易于下坠，口苦。舌苔薄腻，脉细弦。

【用法】水煎服，每日1剂，分2次服。

【经验】颜老认为，伸筋草、扦扦活、千年健对瘫痪有良好作用，作为药对可供加码增筹；补阳还五汤虽重用黄芪，仍不见功时，加入附子通阳，苍术运化，自有豁然开朗之妙用。另予虎杖、丹参、桃仁、红花活血通络，防风、地龙通经活络。全方共奏补气温阳、祛痰活血之功。〔颜乾麟.颜德馨中医心脑病诊治精粹［M］.北京：人民卫生出版社，2006，382〕

颜德馨：补阳还五汤化裁

【组成】黄芪 30g，炒升麻 9g，丹参 15g，红花 9g，虎杖 15g，细辛 3g，川续断 9g，附片 9g，桂枝 4.5g，杜仲 9g，牛膝 9g，千年健 9g，伸筋草 15g，木瓜 9g，水蛭粉 1.5g（吞服）。

【功效】温阳化瘀。

【主治】痿证，证属病久气虚、寒瘀羁络者。症见外伤后或产后不久即出现肢体瘫痪，以下半身为多见，二便失禁或干结癃闭，不知痛痒、足跗水肿、苍白、皮肤枯而薄，继而肌肉瘦削，肌肤甲错，四肢不温，胸腰或肌肤刺痛。舌质红，或有瘀血斑点，脉沉细涩。

【用法】水煎服，每日 1 剂，分 2 次服。

【经验】颜老在治痿证时比较推崇王清任观点："无论由外中、由内发，必归经络，经络所藏者无非气血。""若元气一亏，经络自然空虚。"颜老认为，痿之病源在气虚血瘀，当以补阳还五汤加附子温经气，升麻升阳益气，桂枝、细辛、牛膝、伸筋草、千年健、木瓜舒筋通络，川续断、杜仲补肾强骨，虎杖、水蛭以助丹参、红花等活血舒筋之功，均学有所宗。〔颜乾麟.颜德馨中医心脑病诊治精粹［M］.北京：人民卫生出版社，2006，380-381〕

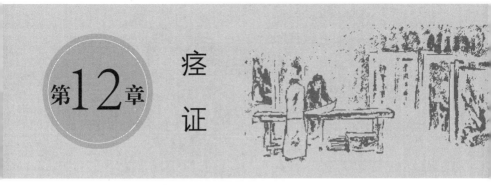

第12章 痉证

　　痉证是指由筋脉失养所致的以项背强直、四肢抽搐，甚至口噤、角弓反张为主要临床表现的一种病证。本病多因感受外邪、久病过劳、误治或失治所致阴虚血少，筋脉失养而致，其治当以急则治其标、缓则治其本为法。治标应针药并施，舒筋解痉。感受风、寒、湿、热之邪而致痉者，祛邪为主，祛风散寒，清热祛湿，择而用之。肝经热盛者，治以清肝潜阳，息风镇痉；阳明热盛者，治以清泄胃热，存阴止痉；心营热盛者，治以清心凉血，开窍止痉；瘀血内阻而致痉者，治以活血化瘀，通窍止痉；痰浊阻滞而致痉者，治以祛风豁痰，息风镇痉。缓则治其本，治以养血滋阴，舒筋止痉。津伤血少在痉证的发病中具有重要作用，所以滋养营阴是痉证的重要治疗方法。此外，各个证候之间，有时可以错杂出现，应明辨虚实，标本兼顾。现代医学中锥体外系疾病、高肌张力综合征及引起脑膜刺激征的相关疾病出现痉证表现，符合本病临床特征者均可参照本章辨证论治。

　　本章收录了任继学、李玉奇、张学文、周仲瑛、颜德馨等首批

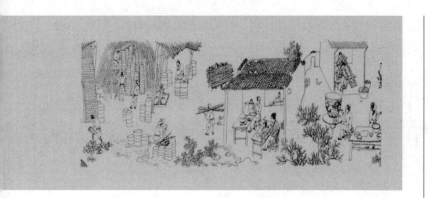

国医大师治疗本病的验方 8 首。任继学认为本病是以脑髓病变为主，疫毒为本病之源，治疗上早中期以清解透毒、醒神安脑、通络豁痰为法，晚期当阴阳双补；李玉奇认为阴阳失调、阳动而阴不濡为痉证病机，用药主张泄热存阴，配合虫类药祛风解痉，琥珀、熊胆等重镇安神；张学文以祛风邪、活气血、化痰涎、止惊厥为法擅治小儿痉证；周仲瑛认为阴血不足、筋脉失养、虚风内动是本病发病主要原因，用药既用虫类药又配伍柔养阴血之品刚柔相济；颜德馨对本病虚证以培补气血为主，实证以化痰通络、平肝息风为法。

任继学：去痨定痉汤

【组成】羚羊角 15g，玳瑁 30g，川芎 10g，山慈菇 20g，守宫 6g，秦艽 9g，桃仁 9g，焦楂片 6g，鳖血制柴胡 9g，白薇 9g（后下），胡黄连 6g。

【功效】清热解毒，透经达原。

【主治】痉证，证属热毒内结者。症见高热头痛，口噤齿，手足躁动，甚则项背强急，四肢抽搐，角弓反张。舌质红绛，苔薄黄或少苔，脉弦细而数。

【用法】水煎服，每日 1 剂，分早晚 2 次服。

【经验】任老认为，本病多由痉证初期热毒结于募原，累及脑髓，致神机失用所致。故方中以羚羊角、山慈菇、胡黄连清热解毒；守宫、玳瑁镇痉安神；川芎、桃仁活血通络；秦艽舒筋通络；焦楂片行气健脾；鳖血制柴胡理气而不伤阴。上药合用，诸症悉除。〔任继学.任继学经验集［M］.北京：人民卫生出版社，2000，142〕

任继学：养阴透解汤

【组成】青蒿 10g，乌梅 6g，山慈菇 6g，橘络 6g，生鳖甲 20g，功劳叶 6g，猫爪草 9g，大贝母 12g，炙胆南星 6g，赤芍 10g，红花 9g，生地黄 15g。

【功效】养阴清热，透络解毒。

【主治】痉证，证属阴虚内热者。症见项背强急，四肢抽搐无力，头晕目眩，面色潮红，五心烦热。舌质红，少苔或剥苔，脉细数。

【用法】水煎服，每日 1 剂，分早晚 2 次服。

【经验】任老认为，本病多由痉证中期，热毒稽留脑髓、阴液耗伤所致。故方中以山慈菇、猫爪草、大贝母、炙胆南星清热解毒；乌梅、生鳖甲、生地黄、功劳叶滋阴；赤芍、红花活血通络；橘络行气。使补而不腻，则痉证日复。〔任继学．任继学经验集〔M〕．北京：人民卫生出版社，2000，143〕

任继学：益气滋阴潜阳汤

【组成】冬虫夏草粉 6g（冲服），沙参 10g，太子参 12g，生地黄 20g，黄精 6g，白首乌 12g，龟甲胶 9g（烊化），砂仁 6g，生牡蛎30g，莲子心 6g，炙黄芪 15g，丹参 10g，女贞子 10g。

【功效】益气补阴，潜阳活络。

【主治】痉证，证属气阴两虚者。症见项背强急，四肢麻木，抽搐或筋惕肉瞤，直视口噤，自汗，神疲气短，或低热。舌质淡或舌红无苔，脉细数。

【用法】水煎服，每日 1 剂，分早晚 2 次服。

【经验】任老认为，本病多由痉证后期，久病邪毒耗伤人体气血、阴阳所致。故方中用冬虫夏草平补阴阳；沙参、黄精、白首乌、女贞子滋阴；太子参、炙黄芪补气；龟甲胶、生牡蛎滋阴潜阳；丹参活血通络；生地黄、莲子心清热；砂仁行气。诸药合用，症状日减。

〔任继学.任继学经验集［M］.北京：人民卫生出版社，2000，143〕

李玉奇：大柴胡汤化裁

【组成】柴胡 30g，大黄 10g，甘草 10g，半夏 15g，钩藤 25g，石菖蒲 15g，桃仁 15g，香橼 15g，僵蚕 5g，蝉蜕 25g，琥珀 10g，明矾 2g，熊胆粉 2g（另服），莲子心 10g。

【功效】和解清里，化痰行气。

【主治】痉证，证属热甚发痉者。症见壮热汗出，项背强急，手足挛急，甚则角弓反张，腹满便结，口渴喜冷饮。舌质红，苔黄燥，脉弦数。

【用法】水煎服，每日 1 剂，分早晚 2 次服。

【经验】李老认为，本病多由外邪传里，化热生风，热扰神明，伤津耗液所致。总体来说，阴阳失调，阳动而阴不濡为其病机。本方中柴胡和解退热；半夏、石菖蒲化痰郁，配莲子心清心开窍；大黄通腑泄热兼活血化瘀，虽逐邪力强然尤不伤正；僵蚕、蝉蜕化痰散结，祛风解痉，为止痉要药。琥珀甘平，入手少阴心及足厥阴肝经；熊胆粉苦寒，内含重金属盐，两者相伍，清热镇静，安神止痉，除邪热内扰。诸药合用，使阴阳平调，五脏安和，故症状日减。〔王垂杰.李玉奇学术思想及临床医案［M］.北京：科学出版社，2013，253〕

张学文：经验方

【组成】天麻 6g，钩藤 6g，郁金 6g，天竺黄 6g，赤芍 6g，葛根 6g，丹参 9g，川芎 5g，全蝎 3g，僵蚕 6g，大黄 6g（后下），川贝母 5g（为粉），并另用鲜金石斛（根、茎、叶）约 9g 另煎。

【功效】祛风通络，化痰开窍，活血镇痉。

【主治】小儿痉证，证属邪毒郁闭、肝风内动者。症见项背强急，四肢抽搐，甚则角弓反张，戴眼反折，神昏谵语，喉中痰鸣。舌质红绛，苔黄，脉弦数。

【用法】水煎服，每日 1 剂，分早晚 2 次服。

【经验】张老认为，新生儿破伤风多由断脐时污物毒邪侵入脐部，以致经络营卫阻滞，气血不畅，邪毒郁闭，肝风发动，致成抽搐惊厥等证。故治宜祛风邪，活气血，化痰涎，止惊厥。本病用天麻、钩藤等祛风止痉之剂，配合丹参、川芎、赤芍、葛根等活血通经，另予全蝎、僵蚕祛风通络之剂，并加入郁金、大黄、天竺黄、川贝母、石斛清热化痰、生津养液之品，真正达到"血行风自灭"之效。〔张学文.张学文临证医学手记［M］.北京：中国医药科技出版社，2014，302-303〕

周仲瑛：芍药甘草汤加减

【组成】生地黄20g，白芍20g，炙甘草10g，阿胶12g，木瓜10g，山茱萸10g，炙鳖甲30g，牡蛎30g，炙全蝎3g，当归10g，钩藤15g。

【功效】滋阴养肝，息风舒筋。

【主治】痉证，证属阴血不足、虚风内动者。症见项背、四肢拘急，抽搐或筋惕肉眴，头目昏眩，或低热。舌淡，脉细。

【用法】水煎服，每日1剂，分早晚2次服。

【经验】周老认为，阴血不足、筋脉失养、虚风内动是本病发病原因之一，故治以滋阴养肝，息风舒筋解痉，因阴血得复，筋脉得养，则拘挛强直自可缓解。本方中芍药味苦而酸，有养血敛阴、柔肝缓急之功；甘草味甘，具"通经脉，利血气"与缓急之效。二者酸甘化阴，故能舒筋缓急。合并大定风珠、阿胶鸡子黄汤意，用阿胶滋阴养液，以息内风；地黄、山茱萸滋阴柔肝；鳖甲、牡蛎育阴潜阳；钩藤、木瓜舒筋解痉；当归补血活血，更佐全蝎，以入络搜风止痉。这里需要注意是虫类药性多刚燥剽悍，故需伍以柔养阴血之品，刚柔相济，以补偏救弊。〔周仲瑛.国医大师周仲瑛［M］.北京：中国医药科技出版社，2011，293-29〕

颜德馨：八珍汤加味

【组成】炙黄芪 15g，炒潞党参 15g，炒白术 15g，全当归 9g，大白芍 6g，川芎 3g，熟地黄 18g，云苓 9g，炙甘草 3g，红枣 5 枚。

【功效】补气养血，息风止痉。

【主治】痉证，证属气血不足、虚风内动者。症见项背牵掣，四肢痉挛，头目昏眩，自汗。舌质淡，苔薄，脉弦细。

【用法】水煎服，每日 1 剂，分早晚 2 次服。

【经验】颜老认为，本病多由血聚养胎，气血不足，冲任损伤，肝筋失于濡养，虚风内动，筋脉拘挛所致，乃属子痫虚证。从本图治，亟以八珍汤加味，培补气血。方中黄芪、党参、白术、当归、川芎补气养血；白芍敛阴缓急；云苓、红枣健脾和胃。诸药合用，则气血旺盛，虚风自能平稳，筋脉自当柔缓，故药后抽搐即止。〔颜乾麟.颜德馨中医心脑病诊治精粹［M］.北京：人民卫生出版社，2006，365-366〕

颜德馨：羚角钩藤汤加减

【组成】羚羊角 1.5g，明天麻 3g，陈胆南星 4.5g，天竺黄 6g，双钩藤 12g，竹沥制半夏 6g，净橘络 3g，乌梅肉 4.5g，九节菖蒲 6g，炙远志 4.5g，煅龙齿 15g（先煎）。

【功效】平肝息风，化痰开窍。

【主治】痉证，证属血虚肝旺、痰火上扰者。症见高热头痛，口噤，手足躁动，甚则项背强急，四肢抽搐，角弓反张。舌质红绛，苔薄黄或少苔，脉弦细而数。

【用法】水煎服，每日 1 剂，分早晚 2 次服。

【经验】颜老认为，本病多由血虚肝旺、化火动风、夹痰浊上扰所致。病势险要，急拟平肝息风、化痰开窍。方中羚羊角、胆南星、天竺黄、竹沥、半夏清热化痰；天麻、钩藤息风通络；石菖蒲、远志化痰通络；龙齿重镇安神；乌梅酸能入肝，柔肝缓急；橘络能宣络道，以治痰热积滞。全方紧紧抓住急则治标、缓则治本原则，使急症转危为安。〔颜乾麟．颜德馨中医心脑病诊治精粹［M］．北京：人民卫生出版社，2006，365-366〕

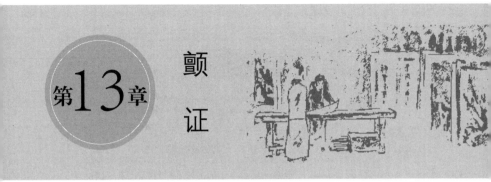

第13章 颤证

　　颤证是指以头部或肢体摇动颤抖、不能自制为主要临床表现的一种病证。轻者表现为头摇动或手足微颤，重者可见头部振摇，肢体颤动不止，甚则肢节拘急，失去生活自理能力。本证多因年老体虚、情志过极、饮食不节、劳逸失度等所致肝风内动，筋脉失养，脑髓失充。本病的初期，本虚之象并不明显，常见风火相煽、痰热壅阻之标实证，治疗当以清热、化痰、息风为主；后期其肝肾亏虚、气血不足等本虚之象逐渐突出，治疗当滋补肝肾、益气养血、调补阴阳为主，兼以息风通络。由于本病多发于中老年人，多在本虚的基础上导致标实，因此治疗更应重视补益肝肾，治病求本。现代医学中震颤麻痹、肝豆状核变性、小脑病变的姿势性震颤、特发性震颤、甲状腺功能亢进症等锥体外系疾病和某些代谢性疾病出现颤证临床特征者，均可参考本章辨证论治。

　　本章收录了李振华、张学文、周仲瑛、裘沛然、路志正、颜德馨等国医大师治疗本病的验方18首。李振华用药注重补气健脾，调和营卫；张学文认为，本病系由风火痰瘀交相为患，当重内风及瘀

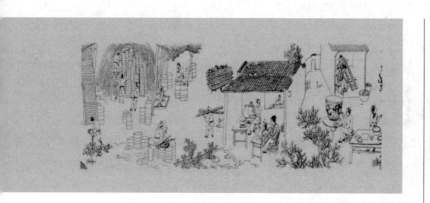

血辨治，除辨证用药外喜用虫类药发挥其入络剔邪之功；周仲瑛认为震颤以肝肾亏虚为本，风痰瘀阻为标，多以培补肝肾、息风潜阳、活血化痰为治疗原则；裘沛然认为颤证系风之象也，故用药或补气养血以祛风，或调肝益肾制阳动，或化痰行瘀，使脉络安宁，风无从起；路志正验方在补肝肾、化痰开窍基础上，重视顾护脾胃；颜德馨认为本病临床虚实互见，但以虚为本，风、痰、瘀、火均因虚而起，论治注重辨证用药和经验用药相结合，对汞中毒引起的帕金森综合征重用土茯苓，创秘方定震丸治疗帕金森病有良效。

李振华：四君子汤合黄芪桂枝五物汤加减

【组成】丹参 15g，红参 30g（先煎），白术 10g，茯苓 15g，桂枝 6g，白芍 15g，远志 10g，炒枣仁 15g，节菖蒲 10g，制附子 10g，山茱萸 15g，防风 5g，当归 10g，黄芪 30g，炙甘草 6g，生姜 3 片、大枣 5 枚为引。

【功效】补气健脾，调和营卫。

【主治】颤证，证属气虚营卫不和者。症见头摇肢颤，面色无华，表情淡漠，神疲乏力，动则气短，心悸健忘，眩晕，纳呆。舌体胖大、质淡红、苔薄白滑，脉沉细弱。

【用法】水煎服，每日 1 剂，分 2 次服。

【经验】李老认为，本病多由素体虚弱，复外感风寒，客于肌肤，营卫不和所致。治宜补气健脾，调和营卫。方中红参、白术、茯苓、甘草健脾益气；黄芪配防风甘温益气，相辅相成，补在表之卫气；桂枝散风寒且温通经络，防风、桂枝与黄芪三者相伍，益气以振奋卫阳，固表而不致留邪，芍药与桂枝合用调和营卫而和表里；生姜辛温以疏散风邪；远志、炒枣仁、节菖蒲养心安神；制附子大温阳气；山茱萸、当归、丹参配姜枣活血养血、调和营卫。诸药合用，使营卫充固，气虚得复。〔李振华．李振华中医学临床经验 [M]．北京：中国医药科技出版社，2011，185-186〕

张学文：眩晕宁方加减

【组成】橘红10g，茯苓15g，姜半夏12g，磁石30g（先煎），丹参15g，川牛膝15g，桑寄生15g，菊花150，钩藤12g（后下），天麻10g，地龙12g，女贞子10g。

【功效】平肝息风，化痰通络。

【主治】颤证，证属风痰阻络者。症见头部、手足或单个肢体轻微摇动，时有震颤，活动欠灵活，兼见头晕，视物模糊，耳鸣。舌质淡暗，苔薄白或白腻，脉弦滑。

【用法】水煎服，每日1剂，分2次服。

【经验】张老认为，此证主病在肝，以肝风为主，治疗重平肝息风，兼化痰通络。方中橘红、茯苓、姜半夏、地龙燥湿化痰通络；天麻、钩藤、磁石、菊花清肝平肝，潜阳息风；川牛膝、桑寄生、女贞子滋补肝肾。另外，可常选用乌梢蛇10g、僵蚕6～15g、全蝎6g，取其虫类药入络剔邪之功。正如叶天士所言，久则邪正混处其间，草木不能见效，当以虫蚁疏通。事实上虫类药对各类颤证均有较好的疗效。病情缓解则宜选用六味地黄丸或三甲复脉汤之类滋补肝肾，或以八珍汤益气养血，以巩固疗效，防止复发。〔张学文. 疑难病证治〔M〕. 北京：人民卫生出版社，1996，127-128〕

张学文：人参养荣汤合天麻钩藤饮加减

【组成】熟地黄 12g，白芍 15g，当归 15g，人参 10g，白术 12g，茯苓 12g，炙甘草 6g，黄芪 30g，丹参 15g，天麻 12g，钩藤 20g，鸡血藤 15g，鹿角胶 6g（烊化）。

【功效】益气养血，息风通络。

【主治】颤证，证属气血亏虚者。症见肢体及头部震颤较甚，或见口唇、舌体微微颤动，步态迟缓或慌张，表情呆板，伴见面色不华，头晕心悸，气短懒言，倦怠，乏力，自汗。舌质暗淡或淡白，舌体胖、边有齿痕，苔薄白，脉细弱。

【用法】水煎服，每日 1 剂，分 2 次服。

【经验】张老在本方中用熟地黄、白芍、当归、丹参、鸡血藤以养血柔肝活络；人参、白术、黄芪、茯苓、炙甘草健脾益气；天麻、钩藤平息肝风而止颤；鹿角胶填精补血。诸药合用，共奏益气养血、息风通络之功。〔张学文．疑难病证治［M］．北京：人民卫生出版社 1996，128〕

张学文：颤复宁加减

【组成】熟地黄 12g，白芍 15g，黄芪 30g，磁石 15g（先煎），丹参 30g，钩藤 20g（后下），天麻 12g，地龙 12g，山茱萸 12g，女贞子 15g，鹿角胶 6g（烊化），鹿衔草 15g。

【功效】补肾益髓，活血化瘀，息风止颤。

【主治】颤证，证属肾虚髓亏者。症见颤证日久，震颤较重，幅度较大，亦可见四肢、躯干、头部、口唇、舌体颤动不已，重者痴呆、项强、肢体拘急，伴见头晕、耳鸣、脑鸣、失眠、健忘、腰膝酸软、盗汗。舌体瘦小，舌质红绛或暗红，少苔，舌下络脉紫暗曲张，或舌底瘀斑、瘀点，少苔或剥苔，脉细弦。

【用法】水煎服，每日 1 剂，分 2 次服。

【经验】张老认为，本病多由肾精亏虚、髓海不足、虚风内动所致，故以味厚填补之品，益肾补髓，佐以活血化瘀，息风止颤。方中熟地黄、山茱萸、鹿角胶、女贞子滋肾填精补髓；白芍、钩藤、天麻、磁石平肝柔肝、潜阳息风；黄芪、地龙、丹参、鹿衔草益气化瘀、活血通络。诸药共达补肾益髓、活血化瘀、息风止颤之功。

〔张学文.疑难病证治〔M〕.北京：人民卫生出版社，1996，129〕

张学文：黄连温胆汤合羚角钩藤汤加减

【组成】胆南星 12g，橘红 12g，茯苓 15g，竹茹 12g，石菖蒲 12g，钩藤 20g（后下），远志 10g，羚羊角 3g，全瓜蒌 15g，丹参 12g，黄连 6g。

【功效】清化痰热，息风通络。

【主治】颤证，证属风火交炽、痰热互阻者。症见头部及肢体振颤，项背强急，神情呆滞，兼见胸脘痞闷，口干头晕，口苦，吐痰色黄，便干或尿赤。舌红、苔黄腻，脉滑数。

【用法】水煎服，每日 1 剂，分 2 次服。

【经验】张老认为，本病多由风火交炽、痰热互阻所致，以颤证实证为主，应以清热化痰、凉肝息风通络为治。方中羚羊角、钩藤清热平肝，息风止颤；石菖蒲、远志、茯苓健脾祛痰；丹参活血；黄连、胆南星、橘红、竹茹、瓜蒌清热排痰。〔张学文 . 疑难病证治［M］. 北京：人民卫生出版社，1996，130〕

周仲瑛：息风定颤方

【组成】熟地黄12g，石斛15g，白芍15g，肉苁蓉15g，续断15g，白蒺藜15g，海藻12g，僵蚕10g，炙鳖甲12g（先煎），煅龙骨20g（先煎），煅牡蛎12g（先煎），石决明30g（先煎），炮山甲10g（先煎）。

【功效】培补肝肾，化痰通络。

【主治】颤证，证属肝肾亏虚、痰瘀内生、脑脉痹阻者。症见头部或肢体摇动、颤抖，不能自主，头昏眼花，怕热，多汗，烦躁，便秘。舌暗，脉弦滑。

【用法】水煎服，每日1剂，分2次服。

【经验】周老认为，本病多因肝肾亏虚、痰瘀内生、脑脉痹阻，以致肝风内动。方中熟地黄、石斛、白芍、肉苁蓉滋肾柔肝；续断补肾壮骨；白蒺藜、海藻、僵蚕柔肝祛风兼能化痰通络；炙鳖甲滋阴潜阳；煅龙骨、煅牡蛎、石决明重镇潜阳，平肝息风；炮山甲活血化瘀。全方配伍，滋肾柔肝，息风化痰，疗效满意。〔米一鹑.卫生部国家中医药管理局评定首批国家级名老中医效验秘方精选（续集）〔M〕.北京：今日中国出版社，1999，211-213〕

周仲瑛：镇肝息风汤加减

【组成】功劳叶 10g，太子参 10g，天冬 12g，麦冬 12g，大生地黄 12g，川百合 12g，莲子心 3g，黄连 5g，夏枯草 12g，知母 10g，龙骨 20g（先煎），牡蛎 20g（先煎），珍珠母 30g（先煎），熟酸枣仁 12g，竹沥制半夏 10g。

【功效】滋阴息风，清火宁神。

【主治】颤证，证属肾阴不足、心肝火旺、内风暗动者。症见头部或肢体摇动、颤抖，不能自主，伴头晕耳鸣，夜寐差，焦虑心烦，腰膝酸软，颜面潮红，尿黄便秘。舌红苔黄，脉弦细数。

【用法】水煎服，每日 1 剂，分 2 次服。

【经验】周老认为，本病多由肾阴不足、心肝火旺、心神失宁、内风暗动所致。治宜滋阴息风，清火宁神。方中知母、珍珠母、龙骨、牡蛎平肝潜阳；功劳叶、天冬、麦冬、大生地黄滋肾阴；莲子心、黄连、夏枯草清心肝火；半夏化痰通络。全方配伍，息风潜阳，清火宁神，疗效满意。〔周仲瑛.周仲瑛医论选［M］.北京：人民卫生出版社，2008，778〕

周仲瑛：大定风珠加减

【组成】炙鳖甲 15g，生石决明 30g，牡蛎 25g，炮穿山甲 10g，炙水蛭 5g，赤芍 12g，白芍 12g，炙僵蚕 10g，广地龙 10g，制首乌 12g，制黄精 12g，生地黄 12g，川石斛 10g，怀牛膝 12g。

【功效】息风潜阳，化痰祛瘀。

【主治】颤证，证属肝肾亏虚、风痰瘀阻者。症见手足颤动，持物不稳，腰膝酸软，肢体麻木，心烦少寐，眩晕耳鸣，或兼有健忘痴呆。舌体瘦、舌质暗红、苔白，脉象弦细。

【用法】水煎服，每日 1 剂，分 2 次服。

【经验】周老认为，震颤以肝肾亏虚为本，风痰瘀阻为标。震颤显著时，宜重镇息风为主。方中鳖甲、石决明、牡蛎平肝潜阳；穿山甲、水蛭、赤芍活血化瘀；僵蚕、地龙搜风通络；制首乌、制黄精、生地黄、怀牛膝、石斛培补肝肾。全方配伍，不仅息风潜阳，化痰祛瘀，兼顾培补肝肾，疗效满意。〔樊蓥.周仲瑛治疗震颤麻痹的经验［J］.中医杂志，1996，37（11）：663〕

周仲瑛：经验方

【组成】生地黄 15g，肉苁蓉 10g，僵蚕 10g，赤芍 15g，白芍 15g，炙鳖甲 15g（先煎），煅牡蛎 20g（先煎），石决明 30g（先煎），炮穿山甲 10g（先煎），石斛 15g，怀牛膝 12g，制黄精 12g，广地龙 10g，炙水蛭 5g。

【功效】息风潜阳，化痰祛瘀，培补肝肾。

【主治】颤证，证属肝肾亏虚、风痰瘀阻者。症见头部或肢体摇动、颤抖，不能自主，多从单个上肢开始，逐渐发展到同侧下肢，对侧肢体，伴有眩晕耳鸣，腰膝酸软，失眠多梦。舌暗红，苔白，脉细涩。

【用法】水煎服，每日 1 剂，分 2 次服。

【经验】周老认为，震颤以肝肾亏虚为本，风痰瘀阻为标。方中鳖甲、石决明、煅龙骨、煅牡蛎平肝潜阳；穿山甲、水蛭、赤芍活血化瘀；僵蚕、地龙搜风通络；制黄精、生地黄、怀牛膝、石斛培补肝肾。全方配伍，不仅息风潜阳，化痰祛瘀，兼顾培补肝肾，疗效满意。〔周仲瑛.周仲瑛医论选［M］.北京：人民卫生出版社，2008，778〕

裘沛然：经验方

【组成】党参15g，麦冬15g，五味子9g，柴胡15g，灵磁石30g，僵蚕10g，蝉衣10g，炙䗪虫12g，炙甲片18g，炙鳖甲18g，羌活15g，丹参20g，制半夏15g。

【功效】补气养血，活血祛风。

【主治】颤证，证属血虚生风者。症见头部或肢体摇动、颤抖，不能自主，动作迟缓，伴有纳呆，头晕心悸，神疲乏力，面色苍白。舌淡、苔薄白，脉沉无力。

【用法】水煎服，每日1剂，分2次服。

【经验】裘老认为，震颤一病系"筋脉约束不住而莫能住持，风之象也"。但风之所起，或由血虚生风；或由肝肾阴虚生风；或由痰浊动风。故治疗或补气养血以祛风；或调肝益肾制阳动；或化痰行瘀，使脉络安宁，风无从起。本病治疗不易明显取效，故服药宜恒心，不能朝三暮四，注意情志调摄，能控制其进一步发展，即是有效。

〔裘沛然．裘沛然医论医案集［M］．北京：人民卫生出版社，2011，328-329〕

路志正：地黄饮子加减

【组成】熟地黄 15g，山茱萸 9g，制首乌 10g，女贞子 10g，菟丝子 9g，枸杞子 10g，麦冬 9g，五味子 6g，石菖蒲 9g，远志 9g，龙骨 20g，牡蛎 20g，山药 10g，香橼皮 6g。

【功效】补益肝肾，化痰开窍。

【主治】颤证，证属肝肾不足、痰浊阻窍者。症见头摇肢颤，筋脉拘挛，畏寒肢冷，四肢麻木，心悸懒言，动则气短，自汗。舌淡，苔薄白，脉沉迟无力。

【用法】水煎服，每日 1 剂，分 2 次服。

【经验】路老认为，本病治宜补益肝肾，化痰开窍。故仿刘河间地黄饮子意化裁，药用熟地黄、山茱萸、制首乌、女贞子以滋补肝肾，填精益髓；菟丝子、枸杞子以壮肾阳，益肾精，取其阴阳互根、阳生阴长之意；麦冬、五味子以生津敛液；石菖蒲、远志以开窍化痰；龙骨、牡蛎以柔肝息风、滋阴潜阳；用山药、香橼皮者，意在理脾和胃，以防其滋腻，壅阻气机。〔路志正.路志正医林集腋［M］.北京：人民卫生出版社，2009，47〕

颜德馨：血府逐瘀汤加减

【组成】川芎30g，土茯苓30g，红花9g，赤芍9g，桃仁9g，当归12g，生地黄12g，炙地鳖虫4.5g，牛膝6g，蚕砂9g（包煎），豨莶草15g，柴胡6g，小活络丹2粒（分吞）。

【功效】化瘀解毒，柔肝养筋。

【主治】颤证，证属汞毒瘀血胶滞络脉者。症见震颤先起自手指、眼睑、舌，继见于手臂、下肢和头部，最后波及全身，震颤呈对称性，紧张时加重。心中恍惚，健忘，语言不清，夜寐不安，两手紧掣，不良于行。舌紫、苔薄腻，脉细数。

【用法】水煎服，每日1剂，分2次服。

【经验】颜老认为汞中毒是帕金森综合征的常见原因之一。汞为大毒之品，性乃至阴，走而不守，本病为汞毒瘀血胶滞络脉。肝藏血主筋，外应风木主动，久病阴血耗伤，风阳暗动，故以疏肝化瘀之血府逐瘀汤为主体，佐以专药土茯苓"解汞、粉、银之毒"以治拘挛骨痛，地鳖虫搜剔络中瘀滞，助豨莶草、钩藤、天麻息风通络，务使汞毒除、瘀血化、新血生，肝得濡养，遂其调达畅藏之性。〔颜乾麟.颜德馨中医心脑病诊治精粹［M］.北京：人民卫生出版社，2006，343〕

颜德馨：甘麦大枣汤加减

【组成】甘草6g，淮小麦30g，大枣6枚，丹参15g，生铁落30g，龙骨30g，牡蛎30g，山羊角30g，全蝎1.5g。

【功效】养血活血，镇肝息风。

【主治】颤证，证属产后瘀滞、血虚生风者。症见头部摇动不止，伴四肢酸楚，入夜梦多，呓语喃喃。舌紫不泽，脉弦滑。

【用法】水煎服，每日1剂，分2次服。

【经验】颜老认为，产后百脉空虚，血不养肝，肝原风木，虚风内动，故有震颤不已之变。论治法，肝主急，急食甘以缓之，以甘麦大枣汤养心气，和中缓急。其中，小麦养肝补心；甘草补养心气，和中缓急；大枣润燥缓急。另外辅以生铁落、龙骨、牡蛎、山羊角、全蝎等镇肝息风之品，君主在位，相火自靖，肝风自息。佐以丹参活血通络，诸药合用，则颤症日减。〔颜乾麟.颜德馨中医心脑病诊治精粹［M］.北京：人民卫生出版社，2006，341〕

颜德馨：秘方定震丸

【组成】天麻30g（蒸熟），秦艽30g（去节），全蝎30g（去头尾），细辛30g，生地黄60g，熟地黄60g，当归60g，川芎60g，白芍60g，防风21g（去节），荆芥21g，白术45g，黄芪45g，威灵仙15g。

【功效】补气养血，息风通络。

【主治】颤证，证属气血不足者。症见年老肢体震颤不已，疲倦无力，皮肤干燥，毛发枯萎。舌淡苔白，脉细无力。

【用法】共为末，酒糊丸，如梧桐子大，每剂制70～80丸，食远服，白汤或温酒送下。

【经验】颜老认为，老人震颤多由气血不足及风气所致，故应在益气养血的同时，搜风通络。本方以生地黄、熟地黄、白芍、当归、川芎养血和营，寓有"治风先治血、血行风自灭"之义；天麻、全蝎平肝息风；荆芥、防风、细辛、秦艽、威灵仙搜风通络；黄芪、白术益气健脾。诸药合用，共奏益气养血、搜风通络之功。颜老用本方治疗帕金森病有效。若兼阴虚者，则每与三甲复脉汤同投。所谓"战震"，即手足颤动，常与头摇并见，亦有单纯头摇或手足颤动者，即明代王肯堂《证治准绳》所谓："头乃诸阳之会，木气上冲，故头独动而手足不动；散于四末，则手足动而头不动也。"〔颜乾麟.颜德馨心脑血管病医论医案选［M］.北京：科学出版社，2011，84-85〕

颜德馨：秘方补心丹

【组成】当归45g，川芎30g，粉甘草30g，生地黄45g，远志75g，酸枣仁90g（炒），柏子仁90g（去油），人参15g，胆南星15g，朱砂15g（另研），金箔20g，麝香3g，琥珀9g，茯苓21g，石菖蒲18g。

【功效】补益心血，安神化痰。

【主治】颤证，证属心神两虚、瘀浊中阻者。症见两手震颤不已为主，兼见心虚怯弱，神气不得内敛，夜不成寐，惊惕不宁，情志抑郁，胸闷脘痞，头晕涎溢，面多油脂。舌红而不泽，苔滑腻，脉弦细或弦滑。

【用法】除朱砂外为末，饼糊作丸绿豆大，朱砂为衣，每剂制70～80丸，姜汤送下。

【经验】颜老认为，颤证多由肝风内动所致，夹虚者，多由肝肾阴亏或血虚生风；夹实者，多由痰浊内阻。心气虚则手震，心血虚则易惊，此治心神恍惚而有痰者最宜（徐灵胎语）。方中人参、甘草、当归、生地黄益气生血；川芎、胆南星、茯苓行气化痰；酸枣仁、柏子仁安神益智；石菖蒲、远志、麝香开窍醒神；琥珀、朱砂、金箔重镇敛神；姜汤暖中和胃。全方共奏补益心血、安神化痰之功。

〔颜乾麟．颜德馨心脑血管病医论医案选［M］．北京：科学出版社，2011，85〕

颜德馨：大定风珠

【组成】生白芍 18g，阿胶 9g，生龟甲 12g，干地黄 18g，麻仁 6g，五味子 6g，生牡蛎 12g，麦冬 18g（连心），炙甘草 12g，鸡子黄 2 枚（生），生鳖甲 12g。

【功效】滋阴息风。

【主治】颤证，证属阴虚风动者。症见颤震日久，形体消瘦，头晕目眩，烦躁渴引，膝胫酸软，举步畏怯，行走拖沓，手不能持物，言不能词清。舌暗红苔少，舌下脉络瘀张，脉弦细或弦涩。

【用法】水 8 杯，煮取 3 杯，去滓，再入鸡子黄，搅令相得，分 3 次服。

【经验】颜老在本方中用鸡子黄、阿胶为君，以滋养阴液以息内风；白芍、干地黄、麦冬、麻子仁为臣，滋阴柔肝；龟甲、鳖甲、牡蛎重镇息风；五味子味酸善收，与诸滋阴药相伍，而收敛真阴；甘草调和诸药。全方共奏滋阴息风之功。〔颜乾麟.颜德馨心脑血管病医论医案选［M］.北京：科学出版社，2011，85〕

颜德馨：经验方1

【组成】丹参15g，灵磁石30g（先煎），白术9g，当归9g，白芍9g，煅龙骨30g，煅牡蛎30g，蚕砂9g，木瓜9g，千年健9g，伸筋草9g，牛膝9g，络石藤9g，豨莶草15g，红花9g，制地龙4.5g。

【功效】清化瘀热，柔肝养筋。

【主治】颤证，证属瘀热内蕴、筋失所养者。症见头摇，肢麻震颤，重则手不能持物，头晕头胀，胸脘痞闷，口苦、口黏，甚则口吐痰涎。舌质红、苔黄，脉弦滑数。

【用法】水煎服，每日1剂，分2次服。

【经验】颜老认为，本病之因不外肝肾阴亏，气虚血少，五志化火及禀赋不足等，皆与气血津液运行不畅有关。气为血之帅，气行则血行，投补血滋阴、益气化瘀之品，使周身气血津液得充，髓海得养，筋得濡润，则肝风平息矣。方中当归、白芍育阴填精为主；丹参、红花、地龙等活血化瘀、疏通经脉，冀血充生髓。〔颜乾麟.颜德馨中医心脑病诊治精粹［M］.北京：人民卫生出版社，2006，342〕

颜德馨：经验方 2

【组成】磁石 30g（先煎），鳖甲 15g（先煎），丹参 15g，赤芍 9g，生蒲黄 9g，苏木 9g，灵芝 15g，石菖蒲 9g，全蝎 1.5g，蜈蚣 2 条，桃仁 9g，川芎 9g，熟大黄 4.5g，葛根 9g，水蛭 3g。

【功效】活血化瘀，息风通络。

【主治】颤证，证属瘀浊夹风阻窍者。症见手脚震颤，头摇身摆，耳鸣眼花，肢体麻木。舌体消瘦，舌质暗红、光泽无苔，脉弦细。

【用法】水煎服，每日 1 剂，分 2 次服。

【经验】颜老认为，本病多由久病有瘀，瘀血生风所致。故取丹参、赤芍、苏木、灵芝、桃仁、蒲黄、大黄、川芎活血化瘀；磁石、鳖甲息风通络；葛根舒筋通络；并配以水蛭、全蝎、蜈蚣等虫蚁之类药以搜剔经络之瘀血，故顽疾得以好转。〔张小燕.颜德馨治疗颤证经验［J］.中医杂志，2006，47（7）：494〕